中｜国｜糖｜尿｜病｜患｜者

注射类降糖药物
使用教育管理规范

EDUCATION AND MANAGEMENT STANDARDS FOR THE USE OF INJECTABLE ANTI-DIABETIC DRUGS

（2025版）

主编　郭晓蕙

东南大学出版社
SOUTHEAST UNIVERSITY PRESS

·南京·

图书在版编目（CIP）数据

中国糖尿病患者注射类降糖药物使用教育管理规范 /
郭晓蕙主编. -- 南京：东南大学出版社, 2025. 3.
ISBN 978-7-5766-1838-9

Ⅰ. R977.1-65

中国国家版本馆CIP数据核字第20247E420G号

责任编辑：张 慧（1036251791@qq.com）
责任校对：张万莹　封面设计：企图书装　责任印制：周荣虎

中国糖尿病患者注射类降糖药物使用教育管理规范
Zhongguo Tangniaobing Huanzhe Zhushe Lei Jiangtang Yaowu Shiyong Jiaoyu Guanli Guifan

主　　编：	郭晓蕙
出版发行：	东南大学出版社
出 版 人：	白云飞
社　　址：	南京四牌楼2号　邮编：210096
网　　址：	http://www.seupress.com
电子邮件：	press@seupress.com
经　　销：	全国各地新华书店
印　　刷：	南京迅驰彩色印刷有限公司
开　　本：	700 mm × 1 000 mm　1/16
印　　张：	15
字　　数：	253 千字
版　　次：	2025 年 3 月第 1 版
印　　次：	2025 年 3 月第 1 次印刷
书　　号：	ISBN 978-7-5766-1838-9
定　　价：	80.00元

本社图书若有印装质量问题，请直接与营销部调换。电话（传真）：025-83791830

编委名单

曲　伸（上海市第十人民医院）

冉兴无（四川大学华西医院）

单忠艳（中国医科大学附属第一医院）

沈　犁（清华大学附属北京清华长庚医院）

孙亚东（吉林省人民医院）

陶　静（华中科技大学同济医学院附属同济医院）

王　彦（山西医科大学第一医院）

王新玲（新疆维吾尔自治区人民医院）

武全莹（北京医院）

郗光霞（山西医学科学院山西大医院）

徐　静（上海市第十人民医院）

薛耀明（南方医科大学南方医院）

严孙杰（福建医科大学附属第一医院）

袁　丽（四川大学华西医院）

张瑞霞（青海大学附属医院）

赵峰英（福建医科大学附属第一医院）

赵晓龙（上海市公共卫生临床中心）

赵志刚（郑州颐和医院）

朱延华（广州中山大学附属第三医院）

当前世界范围内糖尿病患病率不断攀升，已然发展成为全球性的公共卫生难题。《中国 2 型糖尿病防治指南（2020 年版）》中指出我国的糖尿病发病率约为 11.2%，每年约有 83.4 万人死于糖尿病引发的各类并发症。我国糖尿病学术领域的专家们在推动、实践临床规范化诊疗的同时，也在糖尿病教育和管理方面进行了更多的深层耕耘。

注射类降糖药的发展缘起于胰岛素的发现。以胰岛素为代表的注射类药物的发展与应用是人类智慧创造的成果，改变了无数糖尿病患者的生命历程。一百多年前，人类首次发现的胰岛素犹如黑暗中的一道光，照亮了 1 型糖尿病患者的生命。今天，随着现代医药科技和生物技术的迅猛发展，越来越多的注射类降糖药物制剂被研发出来并应用于临床，也使得现在的糖尿病患者比百年前的糖尿病患者更有机会像健康人一样有质量、有尊严地生活。不过注射类降糖药物相对于口服药物来说，其处方和自我管理环节都相对复杂，需要医护人员与患者、患者家属进行良好的互动，实现精准的知识传播，以避免进入治疗起始时机和规范使用方面的一些误区。

中华医学会糖尿病学分会在 2011 年就组织全国糖尿病专家制定了首版《中国糖尿病药物注射技术指南》，对糖尿病药物注射装置、注射技术等多方面进行了指导性的规范。并在 2016 年和 2020 年进行了改版。自 2017 年以来"糖尿病规范注射日"等系列科普宣教活动持续开展，逐步提升了全社会对糖尿病注射治疗的关注和认知。

授人以鱼不如授人以渔。作为一名多年从事糖尿病防治工作的医务工作者，我在此向所有奋战在糖尿病防治和管理一线的广大基层医务工作者推荐《中国糖尿病患者胰岛素使用教育管理规范》的更新版本——《中国糖尿病患者注射类降糖药物使用教育管理规范（2025 版）》。

本书是由中国健康促进与教育协会糖尿病教育与管理分会和中华医学会糖尿病学分会糖尿病教育与管理学组的众多跨专业专家团队，结合新的注射药物发展与应用现状，依据近年陆续公布的相关指南和规范，对原《中国糖尿病患者胰岛素使用教育管理规范》进行重新修订而成。本书内容丰富、文笔流畅、言简意赅、通俗易懂，充分融汇了糖尿病的基本知识、患者自我管理、注射类降糖药物的正确使用等内容，为从事糖尿病防治和管理工作的各级医务人员提供了注射类药物应用和教育管理方面的的实用知识，为提升中国糖尿病患者注射药物使用的规范性起到很好的促进作用。

糖尿病的综合防治任重道远。新技术、新设备、新药物不断涌现，更要求我们专业医务人员不懈努力、积极学习，在糖尿病诊疗规范化的道路上不断前进，在科研和临床实践上精益求精。让我们本着"一切为了糖尿病患者"的宗旨，一起以教育改变糖尿病。

纪立农

北京大学人民医院

2025 年 1 月

众所周知，无论何时何地，在糖尿病的诊疗系统中，只要我们谈到规范化诊疗，就不会离开胰岛素的规范化使用。百年以来，胰岛素作为治疗糖尿病的重要药物，改变了越来越多糖尿病患者的生活。但是作为控制血糖最有效的药物之一，胰岛素因其起始应用时机难以把握和使用过程复杂，使得一些医护人员和病人都望而却步。了解它与血糖、糖尿病的相关知识及其之间的关系，有助于我们帮助糖尿病患者合理调整治疗方案，积极开展自我血糖监测，预防相关并发症的发生与发展。随着 GLP-1 类药物的研发和使用，注射类降糖药物的种类在不断增多，并在临床中广泛应用。

有研究表明，我国胰岛素治疗的依从性较差，50% ~ 80% 的糖尿病患者具有不同程度的不遵医嘱行为。即使是医生，在胰岛素的规范使用方面也存在许多问题：第一，一些医生对胰岛素的起始应用时机把握不准，误认为胰岛素治疗是患者最后不得已的选择，往往根据患者症状而非血糖水平开处方，没能在糖尿病患者诊断后 5 年的关键治疗期进行积极干预，加快了患者并发症发生的进程；第二，医生对长效、中效、短效等不同类型胰岛素的了解存在偏差，对如何针对不同人群制订个体化的胰岛素治疗起始和（或）优化方案还缺乏明确的认识；第三，对胰岛素副作用的认识不足和管理不当也常常阻碍治疗，如胰岛素使用不当所引起的低血糖及长期使用引起的体重增加等问题会困扰治疗，如果处置不当就不利于患者治疗。

鉴于此，2011 年、2016 年我们汇集国内相关专家编撰了两版《中国糖尿病患者胰岛素使用教育管理规范》（简称《规范》），旧版《规范》用通俗易懂的语言讲解了胰岛素治疗中的起始应用时机、剂型、用药方案以及相应的生活管理方案，使医护人员能够更好地为患者制订相应的诊疗和教育管理方案。同时旧版《规范》也是为支持广大糖尿病教育者学习、了解胰岛素治疗相关知识而编写的，已逐渐成为指导临床相关工作的重要的参考书和专业培训教材，以及参与糖尿病治疗管理的医护人员及糖尿病教育者必读的书籍之一。

旧版《规范》于 2012 年 3 月 13 日在中国第一健康门户网站"39 健康网"主办的"2011 中国健康年度总评榜"评选中，从 500 多个参评品牌中经主流媒体评审，并经过 2 000 多万网友投票，获得"该规范的独特之处在于它以书籍形式出版并通过公共渠道销售，使人们能够通过书店或在线购买。它平实通俗的语言，不仅有助于医护人员更好地掌握胰岛素使用规范，还能提高糖尿病患者的自我管理意识和水平，从根本上改善中国胰岛素使用的现状"评语。这得益于中国健康促进与教育协会糖尿病教育管理分会、中华医学会糖尿病学分会教育与管理学组的委员们的携手努力。

正值本书再版修订之际，编委会将书名更新为《中国糖尿病患者注射类降糖药物使用教育管理规范》，其包含了糖尿病与相关药物基础知识、胰岛素治疗、胰高血糖素样肽 -1 受体激动剂（GLP-1RA）与糖尿病教育管理工具等内容。中国健康促进与教育协会糖尿病教育与管理分会、中华医学会糖尿病学分会糖尿病教育与管理学组众多专家参与了《中国糖尿病患者注射类降糖药物使用教育管理规范(2025 版)》的编撰、讨论和审校的全过程。编委们清醒地认识到，受编者水平所限，本书恐难涵盖注射类降糖药物治疗的方方面面。敬请临床一线的医护人员及教育者在实践应用中予以反馈、指正，使本书在以后的再版中不断修订完善。

在此我要特别感谢中国健康促进与教育协会糖尿病教育与管理分会、中华医学会糖尿病学分会糖尿病教育与管理学组的各位同仁，糖尿病专业领域的众多专家以及本书编辑的辛勤劳动。希望本书能为广大糖尿病医护工作者和教育者继续提供有效支持。期待我们在未来的诊疗和教育管理的规范化道路上不断实践，为中国的糖尿病教育者提供更多的实用性书籍和配套工具，以更好地服务病人。

北京大学第一医院

2025 年 1 月

目录

Contents

第三章

胰高血糖素样肽 -1 受体激动剂（GLP-1RA）篇

第四章
糖尿病管理工具

附录

第一章
糖尿病与相关药物的基础知识

2025 版中国糖尿病患者注射类降糖药物使用教育管理规范

EDUCATION AND MANAGEMENT STANDARDS FOR THE USE OF INJECTABLE ANTI-DIABETIC DRUGS

第一节
血糖的基础知识

一、血糖的定义

血糖是指存在于血液中的游离葡萄糖。在机体的糖代谢中，葡萄糖居于主要地位，其他单糖所占比例小，且主要通过转化为中间产物进入葡萄糖途径进行代谢。血糖浓度的维持取决于血糖的来源和去路的平衡（图1-1-1）。为了满足机体对能量的需求，血糖处于不断的变化和调节中，但在多种激素的精细调节下，血糖的来源和去路仍保持动态平衡，使血糖浓度维持在较窄的范围内。

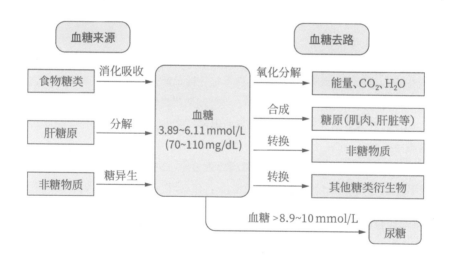

图 1-1-1　血糖的来源与去路 [1]

二、血糖的主要来源

（1）摄入的食物经胃肠道消化吸收入血的葡萄糖。

（2）肝脏、肌肉中的糖原分解成葡萄糖后释放入血。

（3）机体内脂肪酸、氨基酸可以转化成葡萄糖释放入血，即糖的异生。

三、血糖的去路

（1）葡萄糖氧化分解供能，在较大量地运动或劳动时，血糖的消耗较多。

（2）血中的葡萄糖可以在肝脏、肌肉中合成糖原贮存起来，以备机体需要能量时释放。

（3）在代谢循环中葡萄糖可以转化成脂肪酸及氨基酸，进而合成脂肪和蛋白质。

四、血糖的正常调节

正常情况下，血糖浓度在一天之中是轻度波动的，一般来说餐前血糖略低，餐后血糖略高，但这种波动是保持在一定范围内的。人体内的血糖浓度之所以能维持动态平衡，是因为人体内有一套调节血糖浓度的机制，这套机制以激素调节为主、神经调节为辅，共同完成血糖浓度调节。

1. 激素调节

调节血糖的激素分为降糖激素（胰岛素）和升糖激素，降糖激素和升糖激素之间相互协调，使得人体血糖水平维持在正常范围内。当血糖浓度降低时，首先会抑制胰岛素的分泌，另外会引起使血糖升高的另一类激素（胰高血糖素、肾上腺素等）的分泌。空腹时人体的正常血糖维持在 3.9 ~ 6.1 mmol/L（70 ~ 110 mg/dL），波动幅度较小。

进食后，血液中血糖浓度升高，刺激胰岛素分泌。由于胰岛素快速发挥作用，餐后 2 h 血糖不会超过 7.8 mmol/L（140 mg/dL），并且在 2 ~ 3 h 后恢复到餐前水平[2]。

2. 神经调节

神经系统在血糖调节中也起着重要的作用。血糖在一定幅度内升降，可以调节食欲。当血糖降低时人就会有饥饿的感觉，机体提出"请提供能量"要求。进食后，胃肠道将摄入的食物消化水解成葡萄糖后吸收入血液，使血糖升高。当血糖升高到一定程度时，大脑发出指令，使食欲减退。随着葡萄糖的利用和储存，血糖又一次下降。如此反复，从而维持了血糖的动态平衡[3]。

参考文献

[1] 府伟灵，徐克前. 临床生物化学检验习题集 [M]. 北京：人民卫生出版社，2012.

[2] International Diabetes Federation Guideline Development Group. Guideline for management of postmeal glucose in diabetes[J]. Diabetes Res Clin Pract, 2014, 103(2): 256-268.

[3] Bhalla S, Mehan S, Khan A, et al. Protective role of IGF-1 and GLP-1 signaling activation in neurological dysfunctions[J]. Neuroscience and Biobehavioral Reviews, 2022, 142: 104896.

第二节

糖尿病的基础知识

糖尿病是一种遗传因素和环境因素长期共同作用所导致的慢性、全身性的代谢性疾病，以血浆葡萄糖水平增高为特征，主要是胰岛素分泌和（或）作用缺陷引起葡萄糖、脂肪、蛋白质代谢紊乱而影响正常生理活动的一种疾病。长期高血糖可导致眼、肾、神经、心脏、血管等组织器官慢性进行性病变、功能减退及衰竭，严重或应激时可发生急性严重代谢紊乱，如糖尿病酮症酸中毒、高渗性高血糖状态，危及患者健康，给患者及社会带来沉重的医疗负担。

一、糖尿病流行趋势

随着社会经济发展、人们的生活节奏不断加快和不健康的生活方式逐渐蔓延，全球糖尿病发病率呈现快速增长的趋势。国际糖尿病联盟（International Diabetes Federation，IDF）2021年公布的最新数据显示[1]：全球糖尿病患病人数已增至5.37亿；用于糖尿病的医疗支出达到9 660亿美元，占据了医疗总体支出的9%。我国成人糖尿病患病人数位列全球首位，达1.4亿（表1-2-1）；成人糖尿病患病率接近12.8%，超过世界平均水平。我国死于糖尿病的人数约为140万，是西太平洋地区该病死亡人数最多的国家，而用于糖尿病的医疗支出为1 653亿美元，居全球第二位。糖尿病已成为全球21世纪最有挑战性的公共健康问题，预计到2045年，全球糖尿病患者数可能达到7.84亿，届时将给世界各国带来了沉重的经济负担和社会压力，而中国作为糖尿病患病人数最多的国家，将面临更加严峻的考验。

二、糖尿病的诊断

（一）糖尿病诊断依据生化指标[2-4]

1. 空腹血糖

空腹血糖是指至少8 h没有进食热量后（不禁水）测定的血糖值，反映了基础胰岛素的分泌能力。

表 1-2-1　2021 年和 2045 年全球和各区域糖尿病患者人数 [1]

2021 年			2045 年		
排名	国家或地区	糖尿病患者人数 / 百万	排名	国家或地区	糖尿病患者人数 / 百万
1	中国	140.9	1	中国	174.4
2	印度	74.2	2	印度	124.9
3	巴基斯坦	33.0	3	巴基斯坦	62.2
4	美国	32.2	4	美国	36.3
5	印度尼西亚	19.5	5	印度尼西亚	28.6
6	巴西	15.7	6	巴西	23.2
7	墨西哥	14.1	7	孟加拉国	22.3
8	孟加拉国	13.1	8	墨西哥	21.2
9	日本	11.0	9	埃及	20.0
10	埃及	10.9	10	土耳其	13.4

2. 糖负荷后 2 h 血糖

糖负荷后 2 h 血糖监测有两种方法：第一种是口服 75 g 无水葡萄糖后做葡萄糖耐量试验；第二种是吃 100 g 面粉制成的馒头或方便面（含糖量相当于 75 g 无水葡萄糖，也叫馒头餐试验），从进食第一口开始计时，进食后 2 h 测血糖值。糖负荷后 2 h 血糖可反映胰岛 B 细胞的储备功能，即进食后胰岛 B 细胞分泌胰岛素的能力。

3. 随机血糖

随机血糖即无论进食与否，一天中任何时间所测定的血糖值。随机血糖的测定常用于快速发现高血糖或者低血糖。

4. 糖化血红蛋白（HbA$_{1c}$）

糖化血红蛋白一般是经血红蛋白的珠蛋白 β 链 N 端缬氨酸残基与葡萄糖发生非酶糖化所形成的 Amadori 产物，其与红细胞的平均寿命有着直接的相关性。它是反映患者 2 ~ 3 个月血糖控制状况的最主要指标。

（二）糖代谢状态分类及诊断标准

临床上依据静脉血浆葡萄糖而不是毛细血管血糖测定结果诊断糖尿病（若无特殊提示，本书所提到的"血糖"均为静脉血浆葡萄糖值）。糖代谢状态分类标准见表1-2-2。

表1-2-2 糖代谢状态分类标准（世界卫生组织，1999年）[5]

糖代谢状态	静脉血浆葡萄糖 / （mmol/L）	
	空腹血糖	糖负荷后2 h 血糖
正常血糖	< 6.1	< 7.8
空腹血糖受损	≥ 6.1，< 7.0	< 7.8
糖耐量异常	< 7.0	≥ 7.8，< 11.1
糖尿病	≥ 7.0	≥ 11.1

注：空腹血糖受损和糖耐量异常统称为糖调节受损，也称糖尿病前期；空腹血糖正常参考范围下限通常为 3.9 mmol/L。

2011年世界卫生组织（WHO）建议在具备条件的国家和地区采用糖化血红蛋白（HbA_{1c}）诊断糖尿病，诊断切点为 HbA_{1c} ≥ 6.5%[6]。我国从2010年开始进行"中国HbA_{1c}教育计划"，随后国家市场监督管理总局发布了糖化血红蛋白分析仪的行业标准，国家卫生健康委员会临床检验中心发布了《糖化血红蛋白实验室检测指南》，并实行了国家临床检验中心组织的室间质量评价计划，我国的 HbA_{1c} 检测标准化程度逐步提高。为了与WHO诊断标准接轨，推荐采用标准化检测方法且进行严格质量控制（美国国家糖化血红蛋白标准化计划、中国糖化血红蛋白一致性研究计划）的医疗机构可以将 HbA_{1c} ≥ 6.5%作为糖尿病的补充诊断标准。但是，在以下情况下只能根据静脉血浆葡萄糖水平诊断糖尿病：镰状细胞病、妊娠（中、晚期）、葡萄糖-6-磷酸脱氢酶缺乏症、艾滋病、血液透析、近期失血或输血、促红细胞生成素治疗等。此外，不推荐采用 HbA_{1c} 筛查囊性纤维化相关糖尿病[7]。糖尿病诊断标准见表1-2-3。

三、糖尿病的分类

采用WHO（1999年）的糖尿病病因学分型体系，根据病因学证据将糖尿病分为4种类型：1型糖尿病（type 1 diabetes mellitus, T1DM）、2型糖尿病（type 2 diabetes mellitus，T2DM）、特殊类型糖尿病和妊娠期糖尿病（gestational diabetic mellitus，GDM）。

表 1-2-3　糖尿病的诊断标准 [8]

HbA$_{1c}$ ≥ 6.5%（≥ 48 mmol/mol） 应在实验室内使用经 NGSP 认证及 DCCT 标准化的检验方法进行检测 *
或
空腹血糖（FPG）≥ 7.0 mmol/L（≥ 126 mg/dL） 空腹的定义是至少 8 h 没有热量摄入
或
OGTT2 h 血糖 ≥ 11.1 mmol/L（≥ 200 mg/dL） 应按照 WHO 说明进行，使用相当于 75 g 无水葡萄糖溶于水进行葡萄糖负荷检测
或
伴有高血糖典型症状或高血糖危象，同时随机血糖 ≥ 11.1 mmol/L（≥ 200 mg/dL） 随机是一天中的任何时间，不考虑自上次用餐以来的时间

注：DCCT—糖尿病控制和并发症试验；OGTT—口服葡萄糖耐量试验；NGSP—国家糖化血红蛋白标准化计划；WHO—世界卫生组织。

* 在没有明确高血糖的情况下，诊断需要同时测两个指标（如 HbA$_{1c}$ 和 FPG）或在两个不同时间点获得两个异常检测结果。

T1DM、T2DM 和 GDM 是临床常见类型。T1DM 病因和发病机制尚未完全明了，其显著的病理生理学特征是胰岛 B 细胞数量显著减少乃至消失所导致的胰岛素分泌显著减少或缺失。T2DM 的病因和发病机制目前亦不明确，其显著的病理生理学特征为胰岛素调控葡萄糖代谢能力下降（胰岛素抵抗）伴胰岛 B 细胞功能缺陷所导致的胰岛素分泌减少（相对减少）。GDM 的发生主要与妊娠生理状态有关。特殊类型糖尿病是病因学相对明确的糖尿病。随着对糖尿病发病机制研究的深入，特殊类型糖尿病的种类会逐渐增加。

2019 年 WHO 更新了糖尿病分型，在上述 4 种类型的基础上，增加了混合型糖尿病和未分类糖尿病，最终将糖尿病分为 6 种类型 [9]。将成人隐匿性自身免疫糖尿病（LADA）和酮症倾向 T2DM 归类为"混合型糖尿病"（我国共识不采用），而"未分类糖尿病"是初诊糖尿病无法归入其他类别时暂时采用的名称 [9]。

1. 1 型糖尿病

1 型糖尿病（T1DM）是由遗传和环境因素共同作用导致胰岛 B 细胞自身免疫损伤的器官特异性疾病。遗传易感个体被环境因素触发，机体启动针对胰岛的特异性自身免疫，胰岛特异性自身反应 T 细胞是导致胰岛免疫损伤的直接原因，产生的多种自身抗体是胰岛遭受免疫损伤的标志物。随着病程进展，胰岛 B 细胞受免疫破坏加重，逐步丧失胰岛素分泌能力，出现胰岛素缺乏性糖代谢紊乱，最终胰岛功能完全丧失[10]。

根据推算，我国糖尿病总体人群中，T1DM 患者占 5.8%。这类患者发病年龄通常低于 30 岁，儿童及青少年常见[11]；呈非肥胖体型；起病通常较急，常以酮症或酮症酸中毒起病；多食、多尿、多饮、体重下降等症状较明显；胰岛 B 细胞大部分被破坏，使体内胰岛素绝对缺乏，依赖外源性胰岛素维持生命；空腹或餐后血清 C 肽浓度明显降低；出现胰岛自身免疫标记物，如谷氨酸脱羧酶抗体（GADA）、胰岛细胞抗体（ICA）、胰岛细胞抗原 2 抗体（IA-2A）、锌转运体 8 抗体（ZnT8A）等。

除上述经典型 T1DM 外，1 型糖尿病还包括几种亚型，其中成人隐匿性自身免疫糖尿病（LADA）比较常见，进展缓慢，早期具有和 T2DM 类似的代谢特征。LADA 患者起病年龄 ≥ 18 岁；胰岛自身抗体或胰岛自身免疫 T 细胞阳性；诊断糖尿病后不依赖胰岛素治疗至少半年，而后随着胰岛功能的破坏，需使用胰岛素替代治疗[10]。

2.2 型糖尿病

T2DM 患者约占糖尿病患者总数的 90%。T2DM 多见于成年人，40 岁以上发病率高，有明显的遗传倾向。T2DM 患者多有糖尿病家族史；GADA、ICA、IAA 等抗体多呈阴性；糖尿病初期多为超重或者肥胖体型，病情较缓和，多无明显临床症状，极少数为急性起病，表现为多尿、多饮、酮症，而且需要暂时性胰岛素治疗；初期以加强规律运动和饮食调整为主或加用口服降糖药，多不需要注射胰岛素。但是需要注意的是，T2DM 是一种进展性疾病，胰岛 B 细胞功能随着病程的延长而逐渐下降，胰岛素抵抗的程度变化不大，因此随着病程进展，血糖有逐渐升高的趋势，对外源性的血糖控制手段的依赖逐渐增大。当使用多种口服降糖药物联合治疗仍无法帮助患者控制血糖时，就需要部分补充或完全补充外源性胰岛素或使用胰高血糖素样肽 -1 受体激动剂（GLP-1RA）进行治疗，这是 T2DM 病情进展过程中必然会发生的事件。

近年来，儿童（尤其是低龄儿童）和青少年糖尿病发病率明显升高。在我国，儿童及青少年糖尿病仍以 T1DM 为主，约占儿童糖尿病的 85% ~ 90%。我国属儿童和青少年 T1DM 的低发病区，年发病率约为 0.6/10 万，但由于我国人口基数大，故 T1DM 患者的绝对数不少于 100 万。随着生活方式的巨大变化，T2DM 的发生呈现年轻化趋势，儿童、青少年当中也不乏 T2DM 患者，所以儿童及青少年糖尿病分型非常重要。儿童及青少年发生 T1DM、T2DM 的临床特点见表 1-2-4。

表 1-2-4　儿童及青少年 T1DM、T2DM 的临床特点 [11]

项目	T1DM	T2DM
发病年龄	6 个月至成年早期	通常在青春期（或更迟）
起病缓急	常急性、迅速发病	差异较大
自身免疫	是	否
酮症	常见	不常见
肥胖发生率	同一般人群	高
黑棘皮	无	有
在所有儿童糖尿病中的比例	通常 90%	多数国家＜ 10%
有家族史患者比例	1% ～ 4%	90%

3. 特殊类型糖尿病

特殊类型糖尿病包括胰岛 B 细胞功能单基因缺陷、胰岛素作用单基因缺陷、胰源性糖尿病、内分泌疾病、药物或化学品所致糖尿病、感染所致糖尿病、不常见的免疫介导性糖尿病、其他与糖尿病相关的遗传综合征，需要经仔细鉴别之后诊断 [11]。

4. 妊娠期糖尿病

妊娠期糖尿病（GDM）是指妊娠期间发生的糖代谢异常，但血糖未达到显性糖尿病的水平，占妊娠期高血糖的 83.6%。孕期任何时间行 75 g 口服葡萄糖耐量试验（OGTT），血糖符合以下任一条标准即诊断 GDM：5.1 mmol/L ≤空腹血糖＜ 7.0 mmol/L，OGTT 1 h 血糖≥ 10.0 mmol/L，8.5 mmol/L ≤ OGTT 2 h 血糖＜ 11.1 mmol/L [5]。（注：孕早期单纯空腹血糖＞ 5.1 mmol/L 不能诊断 GDM，需随访。）

四、糖尿病的临床表现

（一）糖尿病的典型症状

"三多一少"是糖尿病的典型症状，即多尿、多饮、多食和不明原因的体重减轻。T2DM 常无自觉症状，多在健康体检或因其他疾病检查时发现。

（1）多尿：糖尿病患者血糖浓度增高，不能被充分利用，特别是肾小球滤出后的葡萄糖不能完全被肾小管重吸收，以致形成渗透性利尿，出现多尿。血糖越高，排出的尿糖越多，尿量也越多。每昼夜尿量达3～5L。排尿次数也增多，1～2h就可能排尿一次。

（2）多饮：由于多尿，水分丢失过多，发生细胞内脱水，刺激口渴中枢，出现烦渴多饮。排尿越多，饮水也越多，两者形成正比关系。

（3）多食：由于尿糖增多，大量的糖丢失，如每日失糖500g以上，机体处于半饥饿状态，能量缺乏需要补充，引起食欲亢进，食量增加。同时又因高血糖刺激胰岛素分泌，患者易产生饥饿感，食欲亢进，甚至每天吃五六顿饭，主食摄入量达1～1.5kg，副食摄入量也比正常人明显增多，还常常感觉食欲未被满足。

（4）不明原因的体重减轻：由于胰岛素不足，机体不能充分利用葡萄糖而加速脂肪和蛋白质的分解来补充能量，致使体内碳水化合物、脂肪及蛋白质被大量消耗，再加上水分丢失，患者体重减轻、形体消瘦，严重者体重可减轻数十斤，以致疲乏无力、精神不振。病程越长，血糖越高，病情越重，消瘦也就越明显。

（二）糖尿病的不典型症状

（1）反复生疖长痈、皮肤损伤或手术后伤口不愈合。

（2）皮肤瘙痒，尤其是女性常见外阴瘙痒或反复尿路感染。

（3）不明原因的双眼视力减退、视物模糊。

（4）男性不明原因性功能减退、勃起功能障碍。

（5）过早发生高血压、冠心病或脑卒中。

（6）下肢麻木、烧灼感。

（7）尿中出现蛋白（泡沫尿）。

五、糖尿病的并发症

我国糖尿病并发症的发生率一直处于较高水平。在门诊糖尿病患者中，52%的患者至少患有1种并发症；在住院糖尿病患者中，80%的患者至少患有2种并发症。糖尿病导致的感染、心脏病变、脑血管病变、肾功能衰竭、双目失明、下肢坏疽等成为患者残疾、死亡的主要原因。此外，糖尿病给社会、患者家庭带来了沉重的经济负担，据调查，我国城市糖尿病患者的医疗费用约占国家医疗总费用的3.6%，其中有并发症患者的医疗费用是没有并发症患者的4倍[12]，因此我们需要重视糖尿病并发症的防治[13]。糖尿病并发症多是由糖代谢紊乱所导致的、涉及全身的急性或慢性病变，分为急性并发症和慢性并发症两类[11]。

（一）糖尿病急性并发症

糖尿病急性并发症主要包括[14-15]：

（1）低血糖：如糖尿病患者出现交感神经过度兴奋（如心悸、焦虑、出汗、头晕、手抖、饥饿感等）或中枢神经症状（如神志改变、认知障碍、抽搐和昏迷）时应考虑低血糖的可能，及时检测血糖。糖尿病患者只要血糖水平<3.9 mmol/L就属低血糖范畴。

（2）高血糖危象：包括糖尿病酮症酸中毒（diabetic ketoacidosis，DKA）和高血糖高渗状态（hyperglycemic hyperosmolar status，HHS），临床上糖尿病患者如出现原因不明的恶心呕吐、腹痛、酸中毒、脱水、休克、神志改变、昏迷，尤其是呼吸有酮味（烂苹果味）、血压低而尿量多，且血糖≥16.7 mmol/L时，应考虑高血糖危象。

（3）乳酸酸中毒：在糖尿病基础上发生的乳酸性酸中毒被称为糖尿病乳酸性酸中毒（DLA）之一，亦是代谢性酸中毒的一种特殊类型。糖尿病患者常有丙酮酸氧化障碍、乳酸代谢的缺陷，在基础状态下常有轻度的血乳酸增高，当血糖控制不佳，出现明显的高血糖、脱水、丙酮酸氧化障碍及乳酸代谢缺陷时即导致血乳酸升高。血液中乳酸含量明显超过正常水平（≥5 mmol/L）并伴碳酸氢盐（HCO_3^-）≤10 mmol/L、动脉血pH≤7.35时即为糖尿病乳酸性酸中毒。

（二）糖尿病慢性并发症

糖尿病慢性并发症多累及全身，涉及大血管、微血管及神经病变等。

1. 大血管病变

糖尿病下肢动脉病变

通常是指下肢动脉粥样硬化性病变（LEAD），表现为不同程度的下肢缺血，轻者影响行走，重者导致溃疡、坏疽，甚至截肢。

糖尿病合并心血管疾病

糖尿病患者的心血管疾病主要包括动脉粥样硬化性心血管疾病（ASCVD）和心力衰竭，其中ASCVD包括冠心病、脑血管疾病和周围血管疾病。心血管疾病是糖尿病患者的第一死亡原因[11]。与非糖尿病人群相比，糖尿病患者合并心血管疾病的风险高2～4倍。大血管并发症也以冠状动脉疾病、外周血管疾病和颈动脉疾病的形式变得更加普遍[16]。

糖尿病合并脑血管疾病

糖尿病是脑血管病和卒中的独立危险因素，也是缺血性疾病和卒中死亡的独立因素。高血糖会增加卒中的发生风险，一项对102项前瞻性研究的荟萃分析发现，与无糖尿病的患者相比，糖尿病患者发生缺血性卒中的风险高2.3倍，发生出血性卒中的风险高1.6倍。这种强烈的关联不仅与脑血管疾病的患病率有关，还与疾病的预后和功能状态有关[17]。

2. 微血管病变

糖尿病肾脏疾病（DKD）

DKD是指由糖尿病所致的慢性肾脏病（CKD），即糖尿病导致的慢性肾脏结构和功能障碍，病变可累及全肾（包括肾小球、肾小管、肾间质等）。我国约20%～40%的糖尿病患者合并糖尿病肾病，现已成为慢性肾脏病和终末期肾病的主要原因。DKD表现为蛋白尿、水肿[11]。

糖尿病视网膜病变（DR）

DR是糖尿病严重并发症之一，也是成人失明的主要原因。DR表现为视物模糊、视力减退，甚至失明。

3. 神经病变

糖尿病神经病变是糖尿病最常见的慢性并发症，包括中枢神经病变（缺血性脑卒中、痴呆、帕金森综合征等）、周围神经病变（主要为远端对称性多发性神经病变）和自主神经病变（影响心血管系统、消化系统、泌尿生殖系统、汗腺等），其中周围神经病变最为常见[15]。

4. 糖尿病足（DF）

DF是指糖尿病合并神经病变及各种不同程度的周围血管病变而导致下肢感染、溃疡形成和（或）深部组织破坏的疾病，是糖尿病严重和治疗费用高的慢性并发症之一。严重DF者可导致截肢和死亡，患者截肢后5年死亡率高达40%。

5. 口腔并发症

糖尿病是牙周病的危险因素，导致牙周疾病的病理机制可能是：糖尿病患者的唾液量减少、流率减慢，唾液内葡萄糖浓度升高，唾液 pH 下降，使口腔的自洁力下降，影响口腔微生物菌群（无论是牙菌斑还是自由浮动的菌群），牙周袋底部的厌氧菌株尤其适于在此环境下生长。在这种情况下，高血糖可能诱发牙周炎、牙龈炎、口腔黏膜病变、龋齿、颌骨和颌周感染等口腔炎症并加快其进程[11]。

6. 皮肤病变

由于高血糖对血液循环以及皮肤胶原蛋白存在长期影响，糖尿病患者可能会发生皮肤病变，临床表现多种多样，包括胫前萎缩性色素沉着斑、蜡状皮肤和僵直关节、糖尿病性硬肿病、皮肤瘙痒症、黑棘皮病、糖尿病性水疱病等[18]。

7. 感染

糖尿病容易并发各种感染，其中细菌感染最为常见，真菌及病毒感染也易发生于血糖控制不佳的糖尿病患者。糖尿病患者 T 细胞反应减弱和中性粒细胞功能降低，导致患者免疫反应减弱，更易发生感染；另外，（肥胖）糖尿病患者单核细胞中的葡萄糖浓度升高，会促进病毒复制，增强多种炎症细胞因子表达，引起细胞因子风暴，伤害机体[11,19]。

8. 癌症

糖尿病患者发生各种癌症 [包括胃肠道癌症（如结直肠癌）、胰腺癌、肝癌、大肠癌、子宫内膜癌、乳腺癌、卵巢癌、前列腺癌等] 的风险明显增加。一项英国流行病学分析显示，因癌症死亡的糖尿病患者比例从 22% 升高到 28%[19]。

高胰岛素血症、高血糖、细胞信号传导通路异常都是糖尿病患者癌症风险增高的潜在机制：高胰岛素血症通过胰岛素受体刺激癌细胞增殖和转移，通过提高局部胰岛素样生长因子 -1（IGF-1）水平促进癌变；高血糖可以诱导 DNA 损伤，促进活性氧基团生成，诱发癌变；细胞信号传导通路异常会导致癌症和代谢紊乱发生发展。

六、糖尿病的治疗

糖尿病综合治疗的五项基本要求为糖尿病教育、医学营养治疗、运动治疗、药物治疗、病情监测，主要目的是保持血糖水平正常和减少血糖波动，预防并发症发生发展，提高患者生活质量和延长患者健康寿命。

（一）1型糖尿病

1. 1型糖尿病的血糖控制目标

控制高血糖和防止低血糖是 T1DM 血糖控制的两大目标。因此，目前公认的血糖控制标准为：在发生低血糖风险最小的情况下，应使患者的血糖尽可能接近正常水平。

表 1-2-5　T1DM 的血糖控制指标 [10]

观察指标		控制目标
血糖 / （mmol/L）	空腹或餐前	4.0 ~ 7.0
	餐后	5.0 ~ 10.0
	睡前或凌晨	4.4 ~ 7.8
HbA_{1c} / %		< 7.0[a]
TIR（3.9 ~ 10.0 mmol/L）/ %		> 70[b]
TBR（< 3.9 mmol/L）/ %		< 4[c]
TBR（< 3.0 mmol/L）/ %		< 1
TAR（> 10.0 mmol/L）/ %		< 25
TAR（> 13.9 mmol/L）/ %		< 5[d]

注：HbA_{1c}—糖化血红蛋白；TIR—葡萄糖在目标范围内时间；TBR—葡萄糖低于目标范围时间；TAR—葡萄糖高于目标范围时间。

[a] 以下情况建议 HbA_{1c} 控制目标 < 7.5%：不能准确识别低血糖、低血糖发作较频繁、既往有严重低血糖或医疗资源落后地区的 T1DM 儿童或青少年；老年人。

[b] 老年人、高风险者建议 TIR > 50%。

[c] 老年人、高风险者建议 TBR（< 3.9 mmol/L）< 1%。

[d] 老年人、高风险者建议 TAR（> 13.9 mmol/L）< 10%。

2. 1型糖尿病的治疗策略及治疗药物 [10]

T1DM 患者胰岛 B 细胞功能缺乏甚至完全丧失，胰岛素分泌绝对不足，需终身使用胰岛素替代治疗。胰岛素替代治疗的理想方案是将血糖维持在目标范围内，同时允许在进餐和运动方面具有灵活性。胰岛素是 T1DM 的核心治疗药物，但长期的胰岛素治疗过程中伴随着低血糖、体重增加、胰岛素抵抗加剧、心血管风险增加等问题。部分非胰岛素类药物可辅助降血糖，同时在一定程度上可拮抗上述作用并可能带来心血管和肾脏获益。T1DM 患者应坚持饮食控制和运动，并进行血糖监测，掌握根据血糖监测结果调整胰岛素剂量的技能，控制高血糖并预防低血糖发生。

（1）胰岛素治疗

参阅第二章第二节"糖尿病患者的胰岛素治疗"。

（2）非胰岛素类药物治疗

非胰岛素类药物在临床上并不普遍推荐，应在胰岛素优化治疗的基础上，在充分考虑适应证及禁忌证并知情同意的情况下，酌情个体化应用[10]。非胰岛素类药物包括二甲双胍、普兰林肽、胰高血糖素样肽 -1 受体激动剂（GLP-IRA）、二肽基肽酶Ⅳ抑制剂、钠 - 葡萄糖共转运蛋白 2 抑制剂、阿卡波糖。

（二）2型糖尿病

1. 2型糖尿病的综合控制目标

T2DM 患者常合并代谢综合征的一个或多个组分，如高血压、血脂异常、肥胖等，使得 T2DM 并发症的发生风险、进展速度及危害显著增加。因此，科学、合理的 T2DM 治疗策略应该是综合性的，包括血糖、血压、血脂和体重的控制（表1-2-6），并在有适应证时给予抗血小板治疗[11]。

表 1-2-6　T2DM 的综合控制指标[11]

测量指标		目标值
毛细血管血糖 /（mmol/L）	空腹	4.4 ~ 7.0
	非空腹	< 10.0
糖化血红蛋白 / %		< 7.0
血压 /（mmHg）		< 130/80
总胆固醇 /（mmol/L）		< 4.5
高密度脂蛋白胆固醇 /（mmol/L）	男性	> 1.0
	女性	> 1.3
甘油三酯 /（mmol/L）		< 1.7
低密度脂蛋白胆固醇 /（mmol/L）	未合并动脉粥样硬化性心血管疾病	< 2.6
	合并动脉粥样硬化性心血管疾病	< 1.8
体重指数 /（kg/m²）		< 24.0

注：1 mmHg = 0.133 kPa。

（1）血糖控制的重要指标

血糖控制在糖尿病代谢管理中具有重要意义。糖化血红蛋白（HbA$_{1c}$）是反映患者 2 ~ 3 个月血糖控制状况的最主要指标。制订其控制目标时应兼顾大血管、微血管获益与发生不良反应（低血糖、体重增加等）风险之间的平衡。英国前瞻性糖尿病研究（UKPDS）前期及后续研究结果显示，良好的血糖控制可使心肌梗死和全因死亡风险降低，可带来短期、远期获益[5]。因此推荐大多数非妊娠成年 T2DM 患者采用的 HbA$_{1c}$ 控制目标为 < 7%。

但是 HbA$_{1c}$ 控制目标应遵循个体化原则，即根据患者的年龄、病程、健康状况、药物不良反应风险等因素实施分层管理，并对血糖控制的风险获益比、成本效益比等方面进行科学评估，以期达到最合理的平衡。年龄较小、病程较短、预期寿命较长、无并发症、未合并心血管疾病的 T2DM 患者在无低血糖和其他不良反应的情况下可采用更严格的 HbA$_{1c}$ 控制目标（如 < 6.5%，甚至尽量接近正常值）。年龄较大、病程较长、有严重低血糖史、预期寿命较短、有显著的微血管或大血管并发症或严重合并症的患者可采用相对宽松的 HbA$_{1c}$ 控制目标（图 1-2-1）。

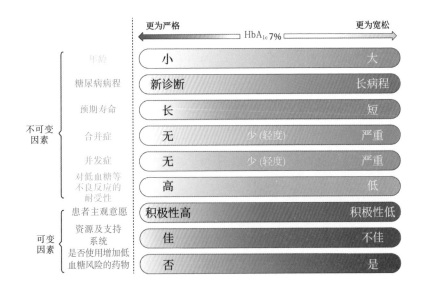

图 1-2-1 成人 T2DM 患者个体化 HbA$_{1c}$ 控制目标设定及主要影响因素

经单纯生活方式干预或使用不增加低血糖风险的降糖药物治疗后达到 $HbA_{1c} \leqslant 6.5\%$，且未出现药物不良反应的非老年患者，无须减弱降糖治疗强度。随着病程进展，患者可能会出现各种慢性并发症，预期寿命降低，血糖更难以控制，治疗的风险和负担也会增加。因此，应随患者的病程进展和病情变化情况及时调整 HbA_{1c} 控制目标，以维持风险与获益的平衡 [5]。

（2）自我血糖监测和持续葡萄糖监测指标

HbA_{1c} 虽然是反映血糖控制状况的金标准，但也存在不足，例如它不能反映即刻血糖水平，也不能反映血糖的波动情况。而自我血糖监测（SMBG）和持续葡萄糖监测（CGM）可以很好地弥补 HbA_{1c} 的上述不足。推荐一般成人 T2DM 患者 SMBG 的空腹血糖控制目标为 4.4 ~ 7.0 mmol/L，非空腹血糖控制目标为 < 10.0 mmol/L。空腹血糖和非空腹血糖控制目标也应个体化，老年患者、低血糖高风险患者、预期寿命较短者、有严重并发症或合并症的患者可适当放宽。CGM 可提供丰富的血糖信息，据此可计算出葡萄糖目标范围时间（TIR）、葡萄糖高于目标范围时间（TAR）、葡萄糖低于目标范围时间（TBR）及很多反映血糖波动的参数，对优化血糖管理具有重要意义。特别是葡萄糖目标范围内时间(TIR)因简单、直观，且能全面、有效地反映血糖波动情况，已作为新兴指标之一，越来越受到关注。近年来很多研究表明 TIR 与糖尿病慢性并发症密切相关，可作为临床试验中的有效终点指标；且 TIR 作为国内外相关指南推荐的血糖监测新型指标之一，能全面、有效地反映血糖波动情况，弥补了 HbA_{1c} 的不足。两者可相互补充，共同评价糖尿病患者血糖管理水平，以提高血糖达标率 [9]。

（3）其他指标

① 体重管理：糖尿病的多项指南共识均不断强调 T2DM 患者体重管理的重要性，目前有国外专家提出"治糖先治胖"的治疗理念，且此观点得到了国内专家的广泛支持。超重和肥胖是 T2DM 发病的重要危险因素。T2DM 患者常伴有超重和肥胖，肥胖进一步增加 T2DM 患者的心血管疾病发生的风险。因此，"治糖先治胖"的理念可为处于 T2DM 不同发展阶段的患者带来不同获益。在糖尿病前期给予干预，体重管理可带来病情缓解或防止其进一步恶化；在疾病诊断后早期干预，可带来糖尿病缓解或血糖管理的改善，还可能改善代谢合并症、预防甚至逆转与糖尿病相关的微血管并发症（如慢性肾脏病）[20]。

建议合并肥胖和超重的 T2DM 患者短期减重目标为 3 ~ 6 个月减轻体重的 5% ~ 10%。亦可根据患者的具体情况，制订更为严格的减重目标（3 ~ 6 个月减轻体重的 10% ~ 15%）。

② 血压、血脂管理：血压、血脂管理亦应遵循个体化原则，即根据患者的年龄、病程、预期寿命、并发症或合并症严重程度等综合考虑。

2.2型糖尿病高血糖控制的策略和治疗路径

控制高血糖的策略是综合性的，包括生活方式管理、血糖监测、糖尿病教育和应用降糖药物等措施。医学营养治疗和运动治疗是生活方式管理的核心，是控制高血糖的基础治疗措施，应贯穿糖尿病管理的始终。药物治疗是控制血糖的武器，是生活方式干预血糖控制效果不佳时最重要的工具。高血糖治疗策略和路径基本遵循以下原则：

（1）糖尿病的医学营养治疗和运动治疗是控制 T2DM 高血糖的基本措施。在饮食和运动不能使血糖控制达标时，应及时采用包括口服药治疗在内的药物治疗，可以单独使用药物或联合用药。

（2）中华医学会糖尿病学分会（CDS）最新指南推荐生活方式管理和二甲双胍用于 T2DM 患者高血糖的一线治疗。有二甲双胍禁忌证或不耐受二甲双胍的患者可根据情况选择胰岛素促泌剂、α- 糖苷酶抑制剂、噻唑烷二酮类（TZD）、二肽基肽酶Ⅳ抑制剂（DPP-4i）、钠 - 葡萄糖共转运蛋白 2 抑制剂（SGLT2i）或胰高血糖素样肽 -1 受体激动剂（GLP-1RA）[11]。

如单独使用二甲双胍治疗而血糖未达标，则应进行二联治疗。二联治疗的药物可根据患者病情特点选择。如果患者低血糖风险较高或发生低血糖的危害大（如独居老人、驾驶者等）则尽量选择不增加低血糖风险的药物，如 α- 糖苷酶抑制剂、TZD、DPP-4i、SGLT2i 或 GLP-1RA。如患者需要减轻体重则选择有减轻体重作用的药物，如 SGLT2i 或 GLP-1RA。如患者 HbA$_{1c}$ 距离目标值较大，则选择降糖作用较强的药物，如胰岛素促泌剂或胰岛素。部分患者在诊断时 HbA$_{1c}$ 较高，起始可采用二联治疗。二联治疗 3 个月不达标的患者，应启动三联治疗，即在二联治疗的基础上加用一种不同机制的降糖药物。如三联治疗血糖仍不达标，则应将治疗方案调整为多次胰岛素治疗（基础胰岛素加餐时胰岛素或每日多次预混胰岛素）。

2024 年美国糖尿病协会（ADA）糖尿病诊疗标准[21]、2022 年 ADA 和欧洲糖尿病研究协会（EASD）关于 2 型糖尿病高血糖管理共识[22]均提倡在坚持健康生活方式行为的同时，应考虑选择提供疗效足够实现或维持治疗目标的降糖药物：①对于合并 CVD 或 ASCVD 风险的 T2DM 患者，取消一线二甲双胍的使用，提倡在坚持健康生活方式行为的同时，将具有 CVD 获益的 GLP-1RA 和 SGLT2i 作为一线首选药物。②对于仅有降糖需求的 T2DM 患者，推荐选择降糖有效性较高的降糖药治疗。③对于糖尿病合并超重或肥胖的患者，首选具有更强减重作用的 GLP-1 受体激动剂等治疗。指南中按降糖疗效对各类降糖药进行了分类：

● 降糖有效性非常高：司美格鲁肽、高剂量的度拉糖肽、胰岛素联合口服药、GLP-1RA 联合注射胰岛素或基础胰岛素 GLP-1RA 联合制剂。

- 降糖有效性高：其他 GLP-1RA、二甲双胍、SGLT2i、磺脲类药物、TZD。

- 降糖有效性中等：DPP-4i。

（3）并发症和合并症是 T2DM 患者选择降糖药的重要依据。中华医学会糖尿病学分会（CDS）最新指南基于 GLP-1RA 和 SGLT2i 的 CVOT 研究证据，做了以下推荐：合并动脉粥样硬化性心血管疾病（ASCVD）或心血管风险高危的 T2DM 患者，不论 HbA$_{1c}$ 是否达标，只要没有禁忌证都应在二甲双胍的基础上加用具有 ASCVD 获益证据的 GLP-1RA 或 SGLT2i；合并慢性肾脏病（CKD）或心力衰竭的 T2DM 患者，不论 HbA$_{1c}$ 是否达标，只要没有禁忌证都应在二甲双胍的基础上加用 SGLT2i；合并 CKD 的 T2DM 患者，如不能使用 SGLT2i，可考虑选用 GLP-1RA；如果患者在联合 GLP-1RA 或 SGLT2i 治疗后 3 个月仍然不能达标，可启动包括胰岛素在内的三联治疗。T2DM 高血糖治疗的简易路径见图 1-2-2。

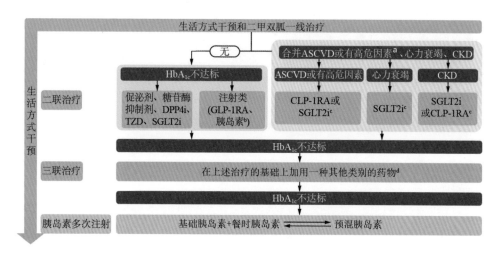

图 1-2-2　2 型糖尿病患者高血糖治疗的简易路径

注：HbA$_{1c}$—糖化血红蛋白；ASCVD—动脉粥样硬化性心血管疾病；CKD—慢性肾脏病；DPP-4i—二肽基肽酶Ⅳ抑制剂；TZD—噻唑烷二酮；SGLT2i—钠 - 葡萄糖共转运蛋白 2 抑制剂；GLP-1RA—胰高血糖素样肽 -1 受体激动剂。

[a] 高危因素指年龄 ≥ 55 岁伴以下至少 1 项：冠状动脉或颈动脉或下肢动脉狭窄 ≥ 50%，左心室肥厚。

[b] 通常选用基础胰岛素。

[c] 加用具有 ASCVD、心力衰竭或 CKD 获益证据的 GLP-1RA 或 SGLT2i。

[d] 有心力衰竭者不用 TZD。

3.2型糖尿病的主要治疗药物及特点

（1）口服降糖药物治疗

高血糖的药物治疗多基于纠正导致血糖升高的两个主要病理生理改变，即胰岛素抵抗和胰岛素分泌受损。根据作用效果的不同，口服降糖药可分为主要以促进胰岛素分泌为主要作用的药物和通过其他机制降低血糖的药物两类：前者主要包括磺脲类药物、格列奈类药物、二肽基肽酶Ⅳ抑制剂（DPP-4i），后者主要包括双胍类药物、噻唑烷二酮类药物（TZD）、α-糖苷酶抑制剂和钠-葡萄糖共转运蛋白2抑制剂（SGLT2i）、口服胰高血糖素样肽-1受体激动剂（GLP-1RA）。近年来，国内有两类全新作用机制的降糖药物获批上市用于 T2DM 治疗，包括过氧化物酶体增殖物激活受体（PPAR）泛激动剂和葡萄糖激酶激活剂（GKA），代表药物分别为西格列他钠和多格列艾汀。

① 磺脲类药物

属于胰岛素促泌剂，主要药理作用是通过刺激胰岛 B 细胞分泌胰岛素，使体内的胰岛素水平升高而降低血糖。

降糖效果：降低糖化血红蛋白1%～1.5%。

常见不良反应：如果使用不当可导致低血糖，尤其对于老年患者和肝、肾功能不全者；还可导致体重增加。

② 格列奈类药物

格列奈类药物为非磺脲类胰岛素促泌剂，目前在我国上市的有瑞格列奈、那格列奈和米格列奈。此类药物主要通过刺激胰岛素的早时相分泌而降低餐后血糖，也有一定的降空腹血糖作用。

降糖效果：降低糖化血红蛋白0.5%～1.5%。在我国新诊断的 T2DM 人群中，瑞格列奈与二甲双胍联合较单用瑞格列奈治疗可更显著降低 HbA_{1c}。

常见不良反应：低血糖和体重增加，但低血糖的风险和程度较磺脲类药物低。

③ 二肽基肽酶-4抑制剂(DPP-4i)

DPP-4i 通过抑制二肽基肽酶Ⅳ（DPP-4）而抑制 GLP-1 在体内失活，使内源性的 GLP-1 水平升高。

降糖效果：可降糖化血红蛋白0.4%～0.9%。

常见不良反应：少见，对体重有中性影响。

④ 二甲双胍

目前最常用的降糖药，具有良好的降糖作用和多种降糖作用之外的潜在益处、优越的费效比、良好的药物可及性、临床用药经验丰富等优点，且不增加低血糖风险。虽然二甲双胍缺乏安慰剂对照的心血管结局试验（CVOT），但许多研究结果显示二甲双胍可带来心血管获益。

降糖效果：降低糖化血红蛋白 1% ~ 1.5%，在国内外糖尿病防治指南中作为控制高血糖的一线用药和药物联合中的基本用药。

常见不良反应：胃肠道反应。

禁忌证：禁用于肾功能不全 [血肌酐水平男性 > 132.6 μmol/L（1.5 mg/dL），女性 > 123.8 μmol/L（1.4 mg/dL）] 或估算的肾小球滤过率（eGFR）< 45 mL（min·1.73 m^2）、肝功能不全、严重感染、缺氧或接受大手术的患者。

⑤ 噻唑烷二酮类药物（TZD）

主要通过提高靶细胞对胰岛素作用的敏感性而降低血糖。目前在我国上市的 TZD 主要有罗格列酮和吡格列酮及其与二甲双胍的复方制剂，但因罗格列酮具有致心血管疾病的风险，故不推荐使用。

降糖效果：降低糖化血红蛋白 0.7% ~ 1.0%。

常见不良反应：水肿和体重增加，也会有骨折和心力衰竭的风险[23-24]。

禁忌证：心力衰竭 [纽约心脏病学会（NYHA）心功能分级 Ⅱ 级以上]、活动性肝病或转氨酶升高超过正常上限 2.5 倍及严重骨质疏松和有骨折病史的患者应禁用本类药物。

⑥ α-糖苷酶抑制剂

通过抑制碳水化合物在小肠上部的吸收而降低餐后血糖，适用于以碳水化合物为主要食物成分的餐后血糖升高的患者。

降糖效果：在包括中国人在内的 T2DM 人群中，α-糖苷酶抑制剂可以使糖化血红蛋白降低 0.5%。

常见不良反应：胃肠道反应（如腹胀、排气等）。从小剂量开始，逐渐加量是减轻不良反应的有效方法。

⑦ 钠-葡萄糖协同转运蛋白 2 抑制剂 (SGLT2i)

SGLT2i 是一类近年受到高度重视的新型口服降糖药物[24-30]，可抑制肾脏对葡萄糖的重吸收，降低肾糖阈，从而促进尿糖排出。

降糖效果：SGLT2i 单药治疗能降低糖化血红蛋白 0.5% ~ 1.2%。

常见不良反应：泌尿系统和生殖系统感染及与血容量不足相关的不良反应，罕见不良反应包括非高糖性酮症酸中毒。

禁忌证：SGLT2i 在重度肝功能受损 (Child-Pugh C 级) 患者中不推荐使用，不用于 eGFR < 20 mL/（min·1.73 m^2）的患者。

⑧ 口服胰高血糖素样肽-1 受体激动剂（口服 GLP-1RA）

早前已有多款 GLP-1RA 的注射剂用于糖尿病临床。2024 年，司美格鲁肽片作为全球首个且唯一一款口服 GLP-1RA 在我国获批上市，适用于成人 2 型糖尿病患者的血糖控制。当血糖较高时，司美格鲁肽通过刺激胰岛素分泌和抑制胰高血糖素分泌，以葡萄糖依赖性方式降低血糖；司美格鲁肽的降血糖机制还涉及餐后早期使胃排空轻度延迟[31]。

降糖效果：真实世界研究显示，司美格鲁肽片显著降低糖化血红蛋白达 1.1%[32]。

常见不良反应：最常报告的不良反应为胃肠系统疾病，包括恶心（十分常见）、腹泻（十分常见）和呕吐（常见）[31]。

禁忌证：甲状腺髓样癌（MTC）个人既往病史或家族病史，或 2 型多发性内分泌肿瘤综合征患者（MEN 2）不推荐使用[31]。

⑨ 葡萄糖激酶激活剂（GKA）

GKA 是最新应用于临床的降糖药物，葡萄糖激酶（GK）是血糖调控系统中的传感器，在维持人体葡萄糖稳态中发挥了关键作用。GK 能敏锐感知体内葡萄糖浓度的变化，并进一步启动后续酶促反应，从而调控控糖激素的释放和葡萄糖处置，维持机体血糖稳态。多格列艾汀是葡萄糖激酶激活剂（GKA），通过改善 T2DM 患者受损的GK 功能，重塑机体血糖平衡生理调节机制[33-34]。

降糖效果：可降低糖化血红蛋白＞ 1.0%。

常见不良反应：多格列艾汀治疗后可出现如转氨酶一过性轻度升高，甘油三酯、尿酸轻度升高以及轻度高血压等不良反应，这些指标一般不随治疗时间的延长而进一步升高。

禁忌证：中度和重度肝功能损害患者（Child-Pugh B-C 级）不推荐使用。

（2）胰岛素治疗

包含基础胰岛素 GLP-1RA 联合制剂治疗，参阅第二章第二节"糖尿病患者的胰岛素治疗"。

（3）GLP-1RA 治疗

参阅第三章第二节"糖尿病患者的 GLP-1RA 治疗"。

（三）妊娠期糖尿病

中国《妊娠期高血糖诊治指南（2022）》将妊娠合并糖尿病的概念更新为妊娠期高血糖，包括孕前糖尿病合并妊娠（PGDM）、糖尿病前期和妊娠期糖尿病（GDM）。

1. 妊娠期高血糖的血糖控制目标[11,35]

推荐 GDM 或 PGDM 孕妇的妊娠期血糖控制目标为餐前及 FPG ＜ 5.3 mmol/L、餐后1 h 血糖＜ 7.8 mmol/L 或餐后 2 h 血糖＜ 6.7 mmol/L，避免夜间血糖＜ 3.3 mmol/L。推荐妊娠期无低血糖风险者 HbA_{1c} 水平控制在 6% 以内为最佳；若有低血糖倾向，HbA_{1c} 的目标可适当放宽至 7% 以内。

随着对疾病认知的深入，葡萄糖目标范围内时间（TIR）成为血糖控制的重要目标，孕期 T1DM 力求 TIR ＞ 70%，T2DM 及 GDM 至少应＞ 90%，尽可能缩短葡萄糖低于目标范围时间（TBR）及葡萄糖高于目标范围时间（TAR）。孕期血糖控制应避免低血糖。低血糖常见于 T2DM 合并妊娠妇女，由于妊娠期血糖波动比较大，这类患者可能因为膳食、药物或者应激状态等因素出现低血糖。

2. 妊娠期高血糖的治疗策略及治疗药物 [11]

生活方式改变是妊娠期高血糖治疗的基础，如果不能达到治疗目标，应该加用药物治疗。孕期降糖药物首选胰岛素（参阅第二章第二节"糖尿病患者的胰岛素治疗"），所有口服药物均缺乏长期安全性的数据。随着二甲双胍孕期应用安全性的研究增多，对胰岛素抵抗重、胰岛素剂量大的孕妇可在知情同意的基础上，酌情继续应用或加用二甲双胍。

参考文献

[1] International Diabetes Federation. IDF Diabetes Atlas 10th ed[EB/OL]. (2021-12-06). Brussels, Belgium: 2021. https://www.diabetesatlas.org.

[2] Diabetes Atlas 10th Edition[EB/OL]. [2021-12-06]. https://diabetesatlas.org/.

[3] 府伟灵，徐克前. 临床生物化学检验[M]. 5版. 北京：人民卫生出版社，2012.

[4] 马学毅. 现代糖尿病诊断治疗学[M]. 北京：人民军医出版社，2007.

[5] 关合华，郜亚楠. 对糖化血红蛋白与血脂检测在2型糖尿病检测中的临床意义进行探究[J]. 实用糖尿病杂志，2021(1)：33.

[6] Alberti K G M M, Zimmet P Z, Consultation W. Definition, diagnosis and classification of diabetes mellitus and its complications. Part 1: Diagnosis and classification of diabetes mellitus. Provisional report of a WHO Consultation[J]. Diabetic Medicine, 1998, 15(7): 539-553.

[7] World Health Organization. Use of glycated haemoglobin (HbA1c) in the diagnosis of diabetes mellitus: Abbreviated report of a WHO consultation, 2011[EB/OL]. [2013-11-12]. http://who. Int/ diabetes/publications/report. hbalc. 2011. pdf.

[8] American Diabetes Association. 2. Classification and diagnosis of diabetes: standards of medical care in diabetes.2020[J]. Diabetes Care, 2020, 43(Suppl 1):S14-S31.

[9] American Diabetes Association professional practice committee. 2. diagnosis and classification of diabetes: standards of care in diabetes-2024[J]. Diabetes Care, 2024, 47(Suppl 1):S20-S42.

[10] 中国医师协会内分泌代谢科医师分会，国家代谢性疾病临床医学研究中心. 糖尿病分型诊断中国专家共识[J]. 中华糖尿病杂志，2022，14(2)：120-139.

[11] 中华医学会糖尿病学分会，中国医师协会内分泌代谢科医师分会,中华医学会内分泌学分会,等. 中国1型糖尿病诊治指南（2021版）[J]. 中华糖尿病杂志，2022，14(11)：1143-1250.

[12] 中华医学会糖尿病学分会. 中国2型糖尿病防治指南（2020年版）[J]. 中华糖尿病杂志，2021，13(4)：315-409.

[13] 中华医学会糖尿病学分会. 中国糖尿病护理及教育指南[EB/OL](2009-10-30)[2024-5-13]. https://diab. cma. org. cn/x_uploadfiles/nursing. pdf.

[14] Mao W, Yip C M W, Chen W. Complications of diabetes in China: health system and economic implications[J]. BMC Public Health, 2019, 19(1): 269.

[15] 中华医学会糖尿病学分会，国家基层糖尿病防治管理办公室. 国家基层糖尿病防治管理手册（2022）[J]. 中华内科杂志，2022，61(7)：717-748.

[16] 许曼音. 糖尿病学 [M]. 2 版. 上海：上海科学技术出版社，2010.

[17] Glovaci D, Fan W J, Wong N D. Epidemiology of diabetes mellitus and cardiovascular disease[J]. Current Cardiology Reports, 2019, 21(4): 21.

[18] Viigimaa M, Sachinidis A, Toumpourleka M, et al. Macrovascular complications of type 2 diabetes mellitus[J]. Current Vascular Pharmacology, 2020, 18(2): 110-116.

[19] Salari N, Hosseinian-Far A, Hosseinian-Far M, et al. Evaluation of skin lesions in diabetic patients: A systematic review and meta-analysis[J]. Journal of Diabetes & Metabolic Disorders, 2020, 19(2): 1909-1916.

[20] Tomic D, Shaw J E, Magliano D J. The burden and risks of emerging complications of diabetes mellitus[J]. Nat Rev Endocrinol, 2022, 18(9):525-539.

[21] Lingvay I, Sumithran P, Cohen R V, et al. Obesity management as a primary treatment goal for type 2 diabetes: Time to reframe the conversation[J]. The Lancet, 2022, 399(10322): 394-405.

[22] American Diabetes Association Professional Practice Committee. 9. Pharmacologic approaches to glycemic treatment: Standards of care in diabetes-2024[J]. Diabetes Care, 2024, 47(Suppl 1): S158-S178.

[23] Davies M J, Aroda V R, Collins B S, et al. Management of hyperglycaemia in type 2 diabetes, 2022. A consensus report by the American Diabetes Association (ADA) and the European Association for the Study of Diabetes (EASD)[J]. Diabetologia, 2022, 65(12): 1925-1966.

[24] Phatak H M, Yin D D. Factors associated with the effect-size of thiazolidinedione (TZD) therapy on HbA(1c): A meta-analysis of published randomized clinical trials[J]. Current Medical Research and Opinion, 2006, 22(11): 2267-2278.

[25] Hernandez A V, Usmani A, Rajamanickam A, et al. Thiazolidinediones and risk of heart failure in patients with or at high risk of type 2 diabetes mellitus[J]. American Journal of Cardiovascular Drugs, 2011, 11(2): 115-128.

[26] Association A D. 9. pharmacologic approaches to glycemic treatment: Standards of medical care in diabetes-2021[J]. Diabetes Care, 2021, 44(Suppl 1): S111-S124.

[27] Rieg T, Vallon V. Development of SGLT1 and SGLT2 inhibitors[J]. Diabetologia, 2018, 61(10): 2079-2086.

[28] Perry R J, Shulman G I. Sodium-glucose cotransporter-2 inhibitors: Understanding the mechanisms for therapeutic promise and persisting risks[J]. The Journal of Biological Chemistry, 2020, 295(42): 14379-14390.

[29] Scheen A J. Sodium - glucose cotransporter type 2 inhibitors for the treatment of type 2 diabetes mellitus[J]. Nature Reviews Endocrinology, 2020, 16: 556-577.

[30] Marx N, Davies M J, Grant P J, et al. Guideline recommendations and the positioning of newer drugs in type 2 diabetes care[J]. The Lancet Diabetes & Endocrinology, 2021, 9(1): 46-52.

[31] 中国心力衰竭中心联盟专家委员会. 心力衰竭SGLT2抑制剂临床应用的中国专家共识[J]. 临床心血管病杂志, 2022, 38(8): 599-605.

[32] 司美格鲁肽片说明书.

[33] Aroda V R, Rosenstock J, Terauchi Y, et al. PIONEER 1: Randomized clinical trial of the efficacy and safety of oral semaglutide monotherapy in comparison with placebo in patients with type 2 diabetes[J]. Diabetes Care, 2019, 42(9): 1724-1732.

[34] 国家老年医学中心, 中国医药教育协会老年药学专业委员会, 中国药学会医院药学专业委员会, 等. 葡萄糖激酶激活剂多格列艾汀药学专家共识[J]. 中国医院药学杂志, 2024, 44(3): 245-250.

[35] 《多格列艾汀临床应用专家意见》专家组, 朱大龙, 母义明. 多格列艾汀临床应用专家指导意见[J]. 中华糖尿病杂志, 2023(8): 703-706.

[36] 中华医学会妇产科学分会产科学组, 中华医学会围产医学分会, 中国妇幼保健协会妊娠合并糖尿病专业委员会. 妊娠期高血糖诊治指南(2022)[第二部分][J]. 中华妇产科杂志, 2022, 57(2): 81-90.

第二章
胰岛素篇

2025版中国糖尿病患者注射类降糖药物使用教育管理规范

EDUCATION AND MANAGEMENT STANDARDS FOR THE USE OF INJECTABLE ANTI-DIABETIC DRUGS

第一节

糖尿病患者为什么需要用胰岛素

一、胰岛素的基础知识

（一）胰岛素是什么

胰岛素是由胰岛 B 细胞受内源性或外源性物质如葡萄糖、乳糖、核糖、精氨酸、胰高血糖素等的刺激而分泌的一种肽类激素。胰岛 B 细胞中储备胰岛素约 200 U，正常人每天约分泌 25 ～ 50 U 胰岛素入血。空腹时，血浆胰岛素浓度是 5 ～ 15 μU/mL。进食后，血浆胰岛素水平可增加 5 ～ 10 倍。胰岛素是机体内唯一直接降低血糖的激素，也是同时促进糖原、脂肪、蛋白质合成的激素。

（二）胰岛素的分泌模式

正常人胰岛素的生理性分泌由基础胰岛素分泌和餐时胰岛素分泌两部分组成，二者分泌量分别占全天总分泌总量的 50% 左右（图 2-1-1）。

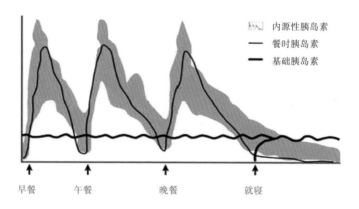

图 2-1-1　基础胰岛素和餐时胰岛素分泌模式

1. 基础胰岛素分泌

基础胰岛素分泌不依赖于进食，其作用为阻止肝脏内储存的肝糖原分解为葡萄糖释放入血，也阻止脂肪酸、氨基酸经由糖异生途径转变为葡萄糖释放入血，从而减少葡萄糖的产生，同时维持周围组织器官对葡萄糖的吸收和利用，使机体在基础未进食状态下保持血糖正常水平。基础胰岛素分泌有一定的昼夜节律，上午7：00—9:00时高、傍晚次之，夜间低。基础胰岛素对调节空腹高血糖和餐前血糖是非常重要的，平时进行的空腹血糖检测一般反映了基础胰岛素分泌功能状态。

2. 餐时胰岛素分泌

进食后，胰岛在血浆葡萄糖刺激下（当血糖＞5.55 mmol/L时）可立即增加胰岛素的分泌（根据个体对胰岛素的敏感性不同，可较基础分泌率增加约5～10倍），从而抑制餐后血糖的急剧升高，这就是进食后胰岛素的高分泌。随着吸收过程的结束，血糖逐渐下降，大约在进食后2～3h胰岛素的大量分泌就会结束，并很快恢复到基础分泌状态。这种餐后快速高分泌模式最节省胰岛素，降低血糖也最有效。餐后2h血糖检测是反映餐时胰岛素分泌能力的重要指标，但是餐后2h血糖水平升高，不一定是餐时胰岛素分泌能力降低所致，也可能是餐时胰岛素分泌正常，但周围组织器官出现胰岛素抵抗而出现高血糖。

3. 双时相分泌模式

静脉葡萄糖耐量试验发现，正常人的胰岛B细胞受到葡萄糖负荷刺激后呈胰岛素双时相式分泌模式，分别称为胰岛素第一时相分泌和第二时相分泌（图2-1-2）。胰岛素第一时相分泌和第二时相分泌的特点详见表2-1-1。

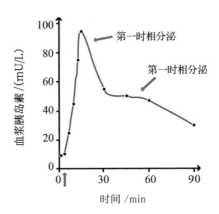

图2-1-2　胰岛素的双时相分泌模式

表 2-1-1　胰岛素第一时相分泌和第二时相分泌的特点

项目	第一时相分泌	第二时相分泌
分泌特征	血糖升高的 1～3 min 之内出现，10 min 之内恢复至基线水平。快速上升后急速下降，呈现一个尖锐的波形	血糖升高后 30～45 min 达峰，持续 90～120 min 恢复基础水平。持续时间长，分泌量最大
胰岛素来源	胰岛 B 细胞储存的分泌颗粒	胰岛 B 细胞储存的分泌颗粒 + 不断地新合成
生理意义	1. 减小餐后血糖升高幅度； 2. 缩短血糖升高持续时间； 3. 抑制后期高胰岛素血症	使餐后升高的血糖恢复正常

（三）胰岛素分泌的调节[1-3]

胰岛素不断合成和不断分泌是受体内许多因素调节和控制的。包括：

1. 血糖浓度

（1）血糖浓度升高：葡萄糖是胰岛素生物合成最重要、最强有力的调控因子，直接刺激胰岛 B 细胞，使胰岛素分泌明显增加，从而降低血糖。当血糖浓度下降至正常水平时，胰岛素分泌也迅速恢复到基础水平。

（2）血糖浓度低于正常水平：胰岛素的分泌减少或停止，同时胰高血糖素分泌增加，使血糖水平上升。

2. 氨基酸和脂肪酸

许多氨基酸都有刺激胰岛素分泌的作用，其中以精氨酸和赖氨酸的作用最强。血糖浓度较低时，血中氨基酸含量增加对胰岛素分泌只有轻微的刺激作用，但在血糖升高的情况下，氨基酸含量增加刺激胰岛素分泌的能力增强。

3. 激素

许多胃肠道肽类激素协同参与了餐后胰岛 B 细胞胰岛素的释放，包括葡萄糖依赖性胰岛素释放肽 (GIP)、胆囊收缩素以及胰高血糖素样肽 -1(GLP-1)。此外，其他一些激素如生长激素、糖皮质激素、催乳素等也可间接刺激胰岛素分泌。

4. 神经调节

胰岛受迷走神经与交感神经支配。迷走神经释放乙酰胆碱作用于 M 受体可直接刺激胰岛素分泌，并可通过释放促胃肠激素间接刺激胰岛素的分泌。交感神经释放去甲肾上腺素作用于 α_2 受体，抑制胰岛素分泌。

二、血糖、胰岛素、糖尿病三者之间的关系

（一）血糖和胰岛素的关系

人体内的糖代谢主要是葡萄糖的代谢。因为供氧情况不同，糖分解供能的途径也不同。进食时从胃肠道吸收的葡萄糖可以提供大脑和其他器官所需要的能量，超出所需能量以外的葡萄糖用于建立肝脏、脂肪和其他组织中能量的储存库。饥饿或空腹状态下，主要由肝脏中的肝糖原分解为葡萄糖，供各组织器官利用。

多种激素共同参与调节血糖的稳态，但胰岛素是体内唯一能直接降低血糖浓度的激素。胰岛素由胰岛 B 细胞分泌，它不能直接发挥作用，必须与细胞膜上的胰岛素受体紧密结合后才能产生生理效应。

胰岛素促进全身组织对葡萄糖的摄取和利用，并抑制糖原分解和糖原异生。胰岛素分泌过多时，血糖下降迅速，脑组织受影响最大，可出现惊厥、意识模糊，甚至引起低血糖昏迷。相反，胰岛素分泌不足或胰岛素受体缺乏常导致血糖升高，若超过肾糖阈，则糖从尿中排出，引起糖尿；血糖急剧升高易致糖尿病急性并发症，如糖尿病酮症酸中毒等；长期慢性高血糖易引起糖尿病大血管、微血管病变，如冠心病、视网膜病变、肾病等。

血糖浓度是调节胰岛素分泌最基本的因素。它可直接影响胰岛 B 细胞的分泌活动。当血糖浓度升高时，胰岛 B 细胞分泌胰岛素增加，通过加强外周组织对葡萄糖的转运和增加血糖的去路等多种途径使血糖浓度降低；当血糖浓度降低时，胰岛素分泌减少，从而维持血糖水平的相对稳定。

正是基于以上原因，正常人体内的血糖和胰岛素配合默契、互相影响，使血糖无论在空腹状态还是进食后都保持在一定范围内（图 2-1-3 和图 2-1-4）。如果人体内的血糖浓度超过正常水平，胰岛 B 细胞需要分泌出更多的胰岛素才能够稳定血糖，这样就会导致胰岛 B 细胞工作压力过大，对血糖浓度的敏感性逐渐减弱。这时，人体内的白细胞开始清除堆积在胰岛细胞周围的血糖。但在这个过程中，胰岛 B 细胞也容易被误伤，数量越来越少，胰岛素分泌也就越来越少，逐渐演变成了 T2DM。

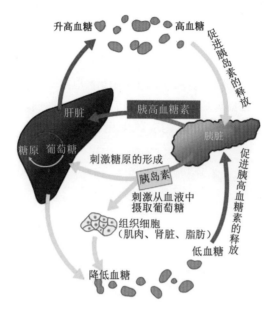

图 2-1-3　胰岛素分泌和血糖的平衡关系

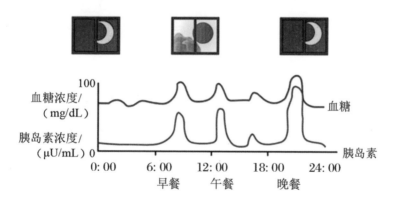

图 2-1-4　胰岛素分泌与 24 h 血糖浓度配合默契

（二）三者之间的关系

糖尿病患者胰岛素分泌形式与正常生理状态下的人不同，而各种类型的糖尿病患者胰岛素分泌亦不同。

T1DM 患者的胰岛素分泌常完全缺乏或严重缺乏。患者病情愈重，其胰岛功能愈差，分泌的胰岛素愈少。经治疗后，胰岛功能可有一定的恢复，但以后可再度出现胰岛素的严重缺乏。若这时能遗留极少量有功能的胰岛，分泌少量胰岛素，对改善病情的不稳定性有重要的意义。

T2DM 是一种进展性疾病，在此过程中胰岛素分泌不足和胰岛素抵抗同样重要。横断面研究显示：我国 T2DM 患者的胰岛 B 细胞功能以每年 2% 的速度减退。病程在 10 年以上的患者，胰岛 B 细胞功能减退更为明显。从胰岛 B 细胞功能代偿到完全失代偿往往需要较长的时间[4]。T2DM 的发病机制如图 2-1-5 所示。

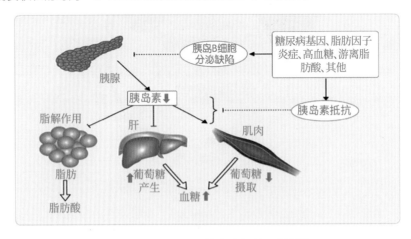

图 2-1-5　T2DM 的发病机制示意图[5]

1. 胰岛素抵抗

胰岛素抵抗是指个体有效的胰岛素循环浓度发挥正常生物学功能的能力减弱，组织对胰岛素不敏感，外周组织如肌肉、脂肪对胰岛素促进葡萄糖摄取的作用发生了抵抗，此时需要更多的胰岛素才能把血糖降至正常水平。通俗来讲，就是胰岛素抵抗者胰腺分泌的胰岛素没有正常人的工作效率高。胰岛素抵抗的原因是多方面的，目前已知的可能缺陷包括胰岛素受体表达减少及胰岛素与受体结合后信号通路的改变[3]。

2. 胰岛素分泌不足

胰岛素分泌不足是胰岛 B 细胞功能障碍导致的胰岛素分泌缺陷。胰岛 B 细胞功能障碍在 T2DM 自然病程中一直都存在，在发病早期甚至在空腹血糖异常前就已存在，是造成患者从正常糖耐量转变为糖尿病前期、从糖尿病前期转变为糖尿病的主要原因，在 T2DM 的发病中起关键的致病作用。UKPDS 研究显示，T2DM 发病时胰岛 B 细胞功能仅剩余 50%。在糖尿病前期，胰岛 B 细胞功能损害是可逆的；但到了晚期，胰岛 B 细胞不可逆地从功能衰退发展到数量减少甚至消失[3]。

T2DM 早期，胰岛 B 细胞对葡萄糖刺激的反应减弱，主要表现为：葡萄糖刺激的第一时相或早相胰岛素分泌不足或缺失，导致餐后血糖升高；又因第二时相胰岛素分泌高峰延迟（高胰岛素血症），所以又出现餐后高血糖后的低血糖。此期胰岛素分泌迟缓，主要是由于胰岛 B 细胞葡萄糖受体功能异常。随着病情的进展，长期高血糖造成胰岛 B 细胞功能进一步减退，可能还包括胰岛 B 细胞数量减少，导致 T2DM 患者对口服降糖药疗效减弱 [6]。

3. 胰岛素抵抗与胰岛 B 细胞胰岛素分泌不足的相互作用

目前普遍认为，胰岛 B 细胞对胰岛素抵抗的失代偿是导致 T2DM 发病的最后共同机制，而且产生胰岛素抵抗的遗传背景会影响胰岛 B 细胞对胰岛素抵抗的代偿能力及糖尿病的易患性 [3]。

参考文献

[1] 王庭槐 . 生理学 [M]. 9 版 . 北京：人民卫生出版社 , 2018.

[2] 周爱儒 . 生物化学 [M]. 7 版 . 北京：人民卫生出版社，2016.

[3] 马学毅 . 现代糖尿病断治疗学 [M]. 北京：人民军医出版社，2007.

[4] Gao Z X, Yan W, Fang Z H, et al. Annual decline in β -cell function in patients with type 2 diabetes in China[J]. Diabetes/Metabolism Research and Reviews, 2021, 37(2): e3364.

[5] Stumvoll M, Goldstein B J, van Haeften T W. Type 2 diabetes: Principles of pathogenesis and therapy[J]. Lancet, 2005, 365(9467): 1333-1346.

[6] Kahn C R, Weir G C, King G L. Joslin 糖尿病学 [M]. 14 版 . 潘长玉 , 主译 . 北京：人民卫生出版社 , 2007.

第二节

糖尿病患者的胰岛素治疗

一、启用胰岛素治疗的时机

（1）T2DM 患者在发病时就需要接受胰岛素治疗,且需终身接受胰岛素替代治疗[1]。

（2）新诊断 T2DM 患者如有明显的高血糖症状、发生酮症或酮症酸中毒,可首选胰岛素治疗。待血糖得到良好控制且症状得到显著缓解后再根据病情确定后续治疗方案[2]。

（3）新诊断糖尿病患者与 T1DM 鉴别困难时,可首选胰岛素治疗。待血糖得到良好控制、症状得到显著缓解、确定分型后再根据分型和具体病情制订后续治疗方案[2]。

（4）T2DM 患者在生活方式和口服降糖药联合治疗的基础上,若血糖仍未达到控制目标,即可采用口服降糖药和胰岛素联合治疗。一般若经过较大剂量多种口服药联合治疗后 HbA$_{1c}$ 仍 ≥ 7.0%,即可考虑启动胰岛素治疗（图 2-2-1）[2]。

（5）在糖尿病（包括新诊断 T2DM)病程中,出现无明显诱因的体重显著下降时,应尽早使用胰岛素治疗[2]。

（6）特殊情况下胰岛素的应用[3]：

① 围手术期：对于口服降糖药血糖控制不佳及接受大、中型手术的患者,应及时改为胰岛素治疗,基础胰岛素联合餐时胰岛素可以有效改善血糖控制；接受需要禁食的手术,应在手术当日根据血糖监测结果给予胰岛素治疗,不应使用口服降糖药。

② 妊娠期高血糖的管理：生活方式的改变是妊娠期高血糖管理的基础。如经规范的饮食和运动仍不能有效地控制高血糖,应及时启用胰岛素治疗。所有口服降糖药均缺乏长期安全性数据。可以使用的胰岛素包括人胰岛素、门冬胰岛素、赖脯胰岛素、地特胰岛素和德谷胰岛素。推荐三餐前短效 / 超短效胰岛素联合中效 / 地特 / 德谷胰岛素治疗。

③ 合并感染：严格控制血糖是糖尿病患者合并感染治疗的首要措施,胰岛素治疗是首选方案。

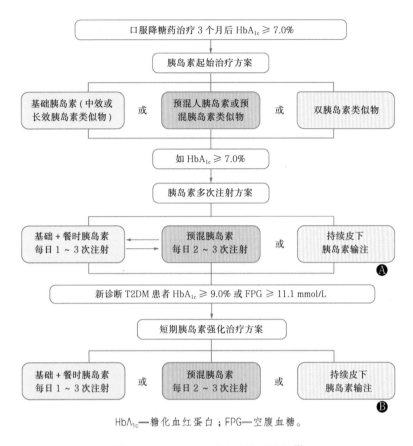

图 2-2-1　T2DM 胰岛素治疗路径[3]

二、可供选择的胰岛素种类

（一）按来源分类

1. 动物胰岛素

猪胰岛素与人胰岛素的分子结构只有 1 个氨基酸不同，牛胰岛素与人胰岛素的分子结构有 3 个氨基酸不同，所以均可以用于人类。但由于动物与人属于不同种属，它们胰岛素的化学结构仍有差异，故注射后人体会对它产生免疫反应，产生抗原抗体复合物，造成胰岛素作用减弱。目前动物胰岛素较少作为常规降糖药物皮下注射，有的用于静脉使用短期降糖。但动物胰岛素来源广泛，价格便宜。

2. 人胰岛素

采用基因重组技术合成，将人胰岛素的合成基因移植到细菌（大肠杆菌或酵母菌）的基因组中，培养提取与纯化生产出的人胰岛素。

人胰岛素与动物胰岛素相比有三大特点

① 免疫原性大大降低，局部及全身过敏反应与其他不良反应少。

② 作用效价较动物胰岛素强。将动物胰岛素换成人胰岛素时，其剂量应酌减。

③ 皮下注射吸收速度较动物胰岛素快，作用时间略短于动物胰岛素。

人胰岛素也存在以下缺点

① 不能更好地模拟机体生理性胰岛素分泌。

② 短效及预混人胰岛素需要餐前 30 min 注射。进餐时间提前易导致血糖控制不佳，延后则易引起低血糖。

③ 皮下注射后存在解聚和吸收过程，吸收慢、起效慢，不能很好地控制餐后血糖。

④ 中效人胰岛素（NPH）作用有峰值，存在变异性，易导致血糖波动，低血糖风险较大。

3. 胰岛素类似物

这类胰岛素为非天然胰岛素，是采用基因工程技术将人胰岛素分子结构中的某些氨基酸位置调换，或加上某个化学基团，造成分子的立体结构发生变化，使它们的起效时间、作用峰值、作用持续时间改变，接近符合生理性的胰岛素分泌，因而疗效更佳。临床试验证明，胰岛素类似物在模拟生理性胰岛素分泌和降低低血糖发生的危险性方面优于人胰岛素。

（二）按作用时间和效应分类

1. 餐时胰岛素

理想的餐时胰岛素应该是注射后即开始起效，以方便患者在进餐时立即注射。它还应该有一个快速吸收的陡直峰，类似体内胰岛素第一时相分泌峰，作用时间又不应太长，因为通常进食后 2～3 h 是葡萄糖进入细胞内的主要时间，胰岛素的作用高峰应覆盖这部分时间，然后很快恢复到基础状态[4]。餐时胰岛素包括短效人胰岛素和速效胰岛素类似物。

短效人胰岛素

短效人胰岛素又称普通胰岛素或常规胰岛素，由于起效较慢，因此必须在进餐前约 30 ~ 45 min 皮下注射，以使胰岛素的峰值与餐后血糖高峰相吻合。注射在腹部皮下组织吸收速度较快，因此建议首选腹部注射，常用的生物制剂有生物合成人胰岛素注射液和重组人胰岛素注射液。

速效胰岛素类似物

速效胰岛素类似物（包括门冬胰岛素、赖脯胰岛素和谷赖胰岛素）是较理想的餐时胰岛素。它们的吸收速率不受注射部位的影响，可在任何部位皮下注射。相对于常规胰岛素，速效胰岛素类似物的特点有：

① 起效快。皮下注射后约 10 ~ 15 min 起效，可在进餐前即刻甚至餐后立即注射，无须在餐前 30 min 注射；还可以根据进食量随时调整注射剂量。故能为糖尿病患者提供更具弹性的就餐时间，大大提高了患者用药的依从性。

② 达到峰值更快。注射后 1 ~ 2 h 达到药效高峰，恰好与餐后血糖高峰时间相匹配，因而控制餐后血糖的效果更好。

③ 药效维持时间短，在 3 ~ 5 h 左右，故发生低血糖（下一餐的餐前或夜间）的危险性较低。

2. 基础胰岛素

理想的基础胰岛素治疗应该是药代动力学曲线相对平缓无峰、变异性低、作用时间长，一天注射 1 次，甚至一周注射 1 次，保证与人胰岛素具有同样的分子安全性。基于该类胰岛素的作用特点，适合注射在吸收胰岛素速度较慢的部位，如大腿和臀部，但应避免注射至肌肉组织。

基础胰岛素包括长效动物胰岛素 (PZI)、中效人胰岛素（又称 NPH）、长效胰岛素类似物（包括地特胰岛素、甘精胰岛素、德谷胰岛素等）及新型胰岛素类似物——胰岛素周制剂（依柯胰岛素等）。传统的中、长效胰岛素（如 NPH、PZI 等）都是混悬液，皮下注射后药物吸收不稳定而且会出现血药浓度峰值，很难提供相对平稳、接近生理的基础胰岛素水平。长效胰岛素类似物很好地解决了上述问题：皮下注射后 2 ~ 4 h 起效，药物吸收稳定，无明显的血药峰值出现，每日注射一次药效能够维持 24 h 以上，可以很好地模拟生理基础胰岛素的分泌，并且低血糖（特别是夜间低血糖）的发生率明显低于传统的中、长效胰岛素[4]。

近年来随着科技的进展，新型基础胰岛素类似物相继问世，如德谷胰岛素和甘精胰岛素 300 U/mL（甘精胰岛素 U300），每日只需注射 1 次，特别适合需改善血糖、又不增加低血糖风险的患者选择。在 T2DM 患者中新型基础胰岛素类似物降糖疗效与前述相似，低血糖风险低，无明显体重增加，在起始和剂量调整阶段血糖控制更优。

新型胰岛素类似物——胰岛素周制剂可显著减少注射次数并减轻治疗负担，有助于基础胰岛素及时起始、改善治疗的依从性与持续性，从而提高糖尿病患者的生活质量并改善短期与长期结局[5]。2024 年全球首个胰岛素周制剂——依柯胰岛素在中国获批，标志着胰岛素正式迈入每周注射 1 次的时代。依柯胰岛素（Icodec 胰岛素）基于 2 项特殊分子设计（通过"间隔子 - 连接子"连接 20 碳脂肪酸侧链，氨基酸替换），具有 2 项生物技术特点（与白蛋白强效、可逆的结合，胰岛素受体介导的清除减慢），发挥 1 项核心作用机制（从白蛋白结合储库中缓慢、持续地释放活性胰岛素，如"涓涓细流"作用于靶器官和组织，半衰期为 196 h）[6]。从患者角度，依柯胰岛素将提供更大的便捷性、灵活性和依从性[7]；从医生角度，在未使用和已使用胰岛素治疗的 T2DM 患者中，依柯胰岛素均能有效降低血糖，依柯胰岛素的低血糖持续时间、导致的低血糖严重程度与反应和基础胰岛素日制剂相似[7-11]。

3. 预混胰岛素

预混胰岛素包括预混人胰岛素和预混胰岛素类似物。预混胰岛素其实际成分仅有 1 种胰岛素，只是加入了不同比例的鱼精蛋白。鱼精蛋白会与短效胰岛素或速效胰岛素类似物结合，使一部分胰岛素(70%、75%、50%)变成中效成分。如果注射了预混胰岛素也就意味着得到了速效或短效部分的餐时胰岛素以及中效部分的基础胰岛素。

预混人胰岛素是指将重组人胰岛素（短效）与精蛋白锌重组人胰岛素（中效）按一定比例混合而成的胰岛素制剂，主要包括低预混人胰岛素（30% 短效 +70% 中效）和中预混人胰岛素（50% 短效 +50% 中效）[12]。

预混胰岛素类似物是指将速效胰岛素类似物（赖脯胰岛素或门冬胰岛素）与精蛋白锌速效胰岛素类似物按一定比例混合而制成的胰岛素制剂，包括低预混胰岛素类似物（25% 赖脯胰岛素 +75% 精蛋白锌赖脯胰岛素、30% 门冬胰岛素 +70% 精蛋白锌门冬胰岛素）和中预混胰岛素类似物（50% 赖脯胰岛素 +50% 精蛋白锌赖脯胰岛素、50% 门冬胰岛素 +50% 精蛋白锌门冬胰岛素）[12]。

这种胰岛素注射部位的选择有其特点：早餐前注射时，首选注射部位是腹部皮下，以加快短效胰岛素的吸收，便于控制餐后血糖波动；晚餐前注射预混胰岛素时，首选注射部位是臀部或大腿皮下，以延缓中效胰岛素的吸收，减少夜间低血糖的发生。

4. 双胰岛素类似物

目前国内上市的为德谷门冬双胰岛素，由德谷胰岛素和门冬胰岛素组成。德谷胰岛素是可溶、超长效、基础胰岛素类似物，占70%；门冬胰岛素是典型的速效胰岛素类似物，占30%。它的最大特点是两种组分在结构上互不干扰，能独立发挥作用，既发挥短效的降餐后血糖的作用，又有长效的稳定的降空腹血糖作用。

德谷门冬双胰岛素可用于生活方式干预联合口服降糖药治疗血糖控制不佳的 T2DM 患者，在使用前无须混匀，每日注射 1 ~ 2 次，随主餐注射即可，因此在治疗时更为灵活。由于两组分胰岛素均为类似物，在不同注射部位注射后吸收效果没有明显差异，因此在腹部、大腿前外侧、上臂外侧和臀部 4 个部位注射均可。

5. 基础胰岛素胰高血糖素样肽 −1受体激动剂（GLP−1RA）联合制剂

严格来说，基础胰岛素 GLP−1RA 联合制剂并不属于胰岛素类降糖药，未来如果糖尿病领域的指南对其进行了明确分类，我们应当遵循该指南的分类标准。目前市面上有两种该类联合制剂：一种为德谷胰岛素利拉鲁肽注射液，另一种是甘精胰岛素利司那肽注射液。

德谷胰岛素利拉鲁肽注射液是全球首个也是国内第一个获批的基础胰岛素 GLP−1RA 注射液，主要成分是德谷胰岛素和利拉鲁肽，可同时作用于双受体——胰岛素受体和 GLP−1 受体，以互补的作用机制改善血糖控制，改善胰岛 B 细胞功能，医保批准用于血糖控制不佳的成人 T2DM 患者。临床治疗上，德谷胰岛素利拉鲁肽注射液具有有效、持久的降糖作用，低血糖风险低，体重获益明确，节省胰岛素剂量，改善心血管风险标志物等治疗优势。并且，一天 1 次任何时间给药，不受进餐影响，为 T2DM 患者提供了一种有效、安全、简便的治疗选择。

甘精胰岛素利司那肽注射液是甘精胰岛素（基础胰岛素类似物）与利司那肽（GLP−1RA）的固定比例联合制剂，2023 年获批上市。它包含两个规格，甘精胰岛素 U100 与利司那肽的配比分别为 1 IU：1μg 与 2 IU：1μg，专为中国患者量身定制，助力带来良好的起始治疗体验与实现全病程管理。甘精胰岛素利司那肽注射液应在餐前 1 h 内注射，每日注射 1 次，在前述 4 个注射部位注射均可。

常用胰岛素及其作用特点见附录1。

三、个体化的胰岛素治疗方案

（一）基础胰岛素方案（包括中效人胰岛素和长效、超长效胰岛素类似物）

1. 适用人群

T2DM 患者在生活方式和口服降糖药联合治疗的基础上，如果血糖仍未达到控制目标，即可开始口服降糖药物和胰岛素的联合治疗，一般经过较大剂量多种口服药联合治疗 HbA_{1c} 仍 ≥ 7.0% 时考虑启动胰岛素治疗 [2]。一般建议首选基础胰岛素。另外，空腹血糖升高明显、不能保证规律进食、易发低血糖的患者特别是老年患者，更适合起始基础胰岛素治疗。

2. 使用方法

继续口服降糖药治疗，同时联合中效人胰岛素或长效 / 超长效胰岛素类似物睡前注射，一天 1 针。启用胰岛素治疗时，口服降糖药的应用遵循以下原则。①加用基础胰岛素的患者：原有口服降糖药方案不变。②每日采取 2 ~ 4 次基础 - 餐时胰岛素注射的患者：停用胰岛素促泌剂，如无禁忌，应在整个治疗过程中始终使用二甲双胍，避免胰岛素注射剂量过大及体重增加。

基础胰岛素的起始剂量可为 0.2 U/（kg·d）。根据患者空腹血糖水平调整胰岛素用量，通常每 3 ~ 5 d 调整一次，根据血糖水平每次调整 1 ~ 4 U，直至空腹血糖达标。基础胰岛素治疗后一般只需要监测空腹血糖，根据空腹血糖调整基础胰岛素用量，如 3 个月后空腹血糖控制理想但 HbA_{1c} 不达标，应考虑监测餐后血糖及调整治疗方案 [2]。

3. 优点 [13]

（1）治疗方案简单，容易被患者接受。
（2）严重低血糖的危险性较低（尤其是长效胰岛素类似物）。
（3）体重增加的比率较小。
（4）剂量的调整相对简单。

（二）预混胰岛素治疗方案

预混胰岛素可同时提供基础和餐时胰岛素，全面控制血糖，减少注射次数，平衡疗效和方便性。预混胰岛素包括预混人胰岛素和预混胰岛素类似物。

1. 适用人群

T2DM 患者在饮食、运动和口服降糖药治疗的基础上，血糖控制仍不达标时，可以联合使用预混胰岛素作为胰岛素的起始治疗。预混胰岛素中的短效或速效成分模拟餐时胰岛素分泌降低餐后血糖，中效成分模拟基础胰岛素分泌降低空腹血糖[2]。预混胰岛素适用于餐后血糖相比餐前血糖增幅较大（＞3 mmol/L）、进食较规律、主餐碳水化合物进食较多的患者。其他情况如 T1DM 蜜月期阶段，可以短期使用预混胰岛素类似物。

2. 使用方法

（1）每日1次预混胰岛素：起始的胰岛素剂量一般为0.2 U/（kg·d），晚餐前注射，如患者晚餐量少或者老年患者担心夜间低血糖，可改为早餐前注射。根据患者空腹血糖水平调整胰岛素用量，通常每3～5 d调整一次，根据血糖水平每次调整1～4 U，直至空腹血糖达标。

（2）每日2次预混胰岛素：起始的胰岛素剂量一般为0.2～0.4 U/（kg·d），按1:1的比例分配到早餐前和晚餐前。根据空腹血糖和晚餐前血糖分别调整晚餐前和早餐前的胰岛素用量，每3～5 d调整一次，根据血糖水平每次调整的剂量为1～4 U，直到血糖达标。

（3）每日3次预混胰岛素：仅限于预混胰岛素类似物，中餐前剂量不宜过大，谨防低血糖。

 需要注意

预混胰岛素不宜用于 T1DM 的长期血糖控制。

3. 优点

（1）使用方法容易学习。
（2）比多次皮下注射胰岛素方案注射次数少。
（3）比一天1次的基础胰岛素更容易控制餐后高血糖。

（三）双胰岛素类似物治疗方案

双胰岛素类似物是两种组分在结构上互不干扰，独立发挥降糖作用的胰岛素类似物。目前上市的双胰岛素只有德谷门冬双胰岛素（IDegAsp）。它含 70% 德谷胰岛素和 30% 门冬胰岛素，兼具德谷胰岛素的长效平稳无峰降糖优势以及门冬胰岛素的快速降糖作用，兼顾基础血糖和餐后血糖，实现优势互补。

1. 适用人群

（1）T2DM 患者采用生活方式和口服降糖药物联合治疗 3 个月 $HbA_{1c} \geq 7.0\%$，以及使用了基础胰岛素或预混胰岛素每日 1 次治疗后血糖控制仍不达标，且频繁出现低血糖或患者不希望增加每日注射次数或需灵活注射时间时，可以采用每日 1 次德谷门冬双胰岛素治疗方案。

（2）对于 $HbA_{1c} \geq 9.0\%$ 或空腹血糖 ≥ 11.1 mmol/L，同时伴有明显的高血糖症状的新诊断 T2DM、基础胰岛素联合口服药治疗 3 个月后 $HbA_{1c} \geq 7.0\%$ 且出现 ≥ 2 餐餐后血糖升高、采用每日 1 次或 2 次的预混胰岛素治疗后血糖未达标且上调剂量后频繁出现低血糖、采用每日 1 次德谷门冬双胰岛素治疗（每日剂量达到 0.5 U/kg 或 30 ~ 40 U）餐后血糖仍然控制不佳的患者，可转为采用每日 2 次德谷门冬双胰岛素治疗方案。

2. 使用方法

（1）由基础胰岛素转换为德谷门冬双胰岛素：每日 1 次基础胰岛素治疗的患者，等剂量转换为每日 1 次德谷门冬双胰岛素治疗，总剂量不变；超过每日 1 次基础胰岛素治疗的患者，等剂量转换为每日 2 次德谷门冬双胰岛素治疗，总剂量不变。

（2）由预混胰岛素转换为德谷门冬双胰岛素：每日 1 次预混胰岛素治疗的患者，等剂量转换为每日 1 次的德谷门冬双胰岛素治疗，总剂量不变；超过每日 1 次预混胰岛素治疗的患者，等剂量转换为每日 2 次的德谷门冬双胰岛素治疗，总剂量不变。

（3）每日 1 次的德谷门冬双胰岛素治疗方案：从 10 U 或 0.1 ~ 0.2 U/（kg·d）开始，于主餐前注射，肥胖或 $HbA_{1c} > 8.0\%$ 的患者可选择更高起始剂量。起始后主要根据空腹血糖水平，调整给药剂量直至空腹血糖达标。在未达到稳态之前不建议进行剂量调整。如果患者的体力活动增多、常规饮食改变或伴随其他疾病，则需要相应调整剂量。推荐使用"2-0-2"简易调节方案进行德谷门冬双胰岛素剂量调节，即未达到目标空腹血糖增加 2 U、达到目标则剂量不变、低于目标值则减少 2 U。

（4）每日 2 次的德谷门冬双胰岛素治疗方案：每日 2 次德谷门冬双胰岛素的起始剂量、具体的剂量方案和自我血糖监测同每日 1 次德谷门冬双胰岛素方案。每日 2 次德谷门冬双胰岛素给药之间至少间隔 4 h，应随两个主餐注射。两主餐的选择可基于患者个体化需求，多数患者选择早、晚餐前注射[14]。

3. 优点

（1）可以同时覆盖空腹血糖及餐后血糖，低血糖风险更低，确保了餐时速效胰岛素覆盖，有利于空腹血糖与餐后血糖的同时控制[15]。

（2）德谷门冬双胰岛素日治疗费用低，安全性高，成本效益更高[16]。

（3）半衰期可以长达 25 h，作用时间长达 42 h，实现对全天基础血糖的控制，且低血糖的发生率低。

（4）基础胰岛素与快速胰岛素类似物所构成的曲线与患者机体生理条件下分泌胰岛素的模式相接近，可管控血糖 24 h 内保持平衡状态，大幅度改善餐后血糖峰值与胰岛素峰值，减少餐后血糖的漂移[17]。

（5）使用前无须摇匀药物，可强化患者治疗的依从性。

（四）基础胰岛素胰高血糖素样肽–1受体激动剂(GLP-1RA)联合制剂治疗方案

基础胰岛素通过抑制肝脏糖原分解和糖异生作用而减少肝糖输出，增加骨骼肌的葡萄糖摄取，有效控制空腹血糖和糖化血红蛋白；而 GLP-1RA 通过葡萄糖依赖性刺激胰岛 B 细胞分泌胰岛素，抑制胰岛 A 细胞分泌胰高血糖素，有效控制空腹血糖和餐后血糖；同时 GLP-1RA 在胃肠道发挥延缓胃排空的作用，并作用于中枢神经系统抑制食欲并增加饱腹感等。两者联合治疗能够"机制互补"地调节葡萄糖稳态。因此，基础胰岛素与 GLP-1RA 联合治疗覆盖 T2DM 的多重病理生理机制，为 T2DM 患者葡萄糖稳态的保持开辟了全新治疗思路。

1. 适用人群和使用方法

近年来，已有两种基础胰岛素与 GLP-1RA 的固定比例联合制剂在我国上市应用，分别为德谷胰岛素利拉鲁肽注射液、甘精胰岛素利司那肽注射液（表 2-2-1）。若应用此类联合制剂，应停用基础胰岛素或 GLP-1RA。

表 2-2-1　基础胰岛素与 GLP-1RA 固定比例联合制剂介绍

项目	德谷胰岛素利拉鲁肽注射液	甘精胰岛素利司那肽注射液
商品名	诺和益	赛益宁
英文名	IDegLira	iGlarLixi
规格	预填充笔，每支 3 mL，含 300 U 德谷胰岛素和 10.8 mg 利拉鲁肽	预填充笔，每支 3 mL：300 U 甘精胰岛素 + 300 μg 利司那肽（1:1 注射笔）；预填充笔，每支 3 mL：300 U 甘精胰岛素 + 150 μg 利司那肽（2:1 注射笔）

续表

项目	德谷胰岛素利拉鲁肽注射液	甘精胰岛素利司那肽注射液
推荐适应证	适用于血糖控制不佳的成人 T2DM 患者，在饮食和运动基础上联合其他口服降糖药物，改善血糖控制	适用于血糖控制不佳的成人 T2DM 患者，在饮食和运动基础上联合其他口服降糖药物，改善血糖控制。
用法用量	• 如果既往使用口服降糖药控糖，德谷胰岛素利拉鲁肽注射液起始剂量建议从 10 剂量单位开始； • 如果既往使用基础胰岛素和胰高血糖素样肽 -1 受体激动剂控制血糖，建议进行等剂量单位转换，也可根据血糖稍做调整； • 如果既往单独应用胰高血糖素样肽 -1 受体激动剂或基础胰岛素控制血糖，或者多次胰岛素注射治疗及短期胰岛素强化治疗，建议起始剂量不要超过 16 剂量单位； • 德谷胰岛素利拉鲁肽注射液 1～50 剂量单位每日 1 次皮下注射，为了维持药物浓度，建议在每天相同时间给药。两次注射至少间隔 8 h。本品的最大日剂量为 50 剂量单位（50 U 德谷胰岛素和 1.8 mg 利拉鲁肽）	起始剂量基于患者既往的降糖治疗和总体代谢情况，确定合适的甘精胰岛素起始用量，并考虑到不超过利司那肽推荐的起始剂量来选择： • 甘精胰岛素起始剂量 ≤10 U，则以 1:1 注射笔起始，该笔最多可滴定至 20 剂量单位； • 10 U ＜甘精胰岛素起始剂量 ≤40 U，则以 2:1 注射笔起始，该笔最多可滴定至 40 剂量单位。 本品应于餐前 1 h 内注射，每日注射 1 次，最好是在选定了最便于注射的一餐之后，于每日同一餐进餐前注射
肾功能不全	用于轻度、中度或重度肾功能不全的患者时，应加强血糖监测，并进行个体化剂量调整。不建议终末期肾病的患者使用本品	轻、中度肾功能不全患者使用本品时，有必要多次进行血糖监测和剂量调整。重度肾功能不全患者不推荐使用本品
肝功能不全	可用于轻度或中度肝功能不全的患者。应加强血糖监测，并进行个体化剂量调整。 因为包含利拉鲁肽组分，不建议将本品用于重度肝功能不全的患者	肝功能损伤患者使用本品时，可能需要进行多次血糖监测和剂量调整
老年人群	可用于老年患者。应加强血糖监测，并进行个体化剂量调整	可用于老年患者。应根据血糖监测结果进行个体化剂量调整。在老年患者中，肾功能进行性恶化可能导致对胰岛素的需要量持续减少。无须根据年龄调整利司那肽剂量；在 ≥75 岁患者中治疗经验有限

注：数据来源于药品说明书，部分内容引用自《德谷胰岛素利拉鲁肽注射液临床应用专家指导建议》[18]。

2. 优点

基础胰岛素 GLP-1RA 联合制剂（如德谷胰岛素利拉鲁肽注射液和甘精胰岛素利司那肽注射液），在胰岛素使用剂量相同或更低的情况下，降糖效果优于基础胰岛素，并且能减少低血糖风险，避免胰岛素治疗带来的体重增加等不良反应[2]。2024ADA指南将德谷胰岛素利拉鲁肽注射液归类为降糖效果非常高的降糖药物，经口服降糖药或基础胰岛素或 GLP-1RA 治疗后血糖控制不佳需强化治疗患者可将其作为治疗选择之一[19]。

（五）胰岛素强化治疗方案

胰岛素强化治疗方案包括每日多次皮下注射胰岛素治疗（如基础－餐时胰岛素方案和每日 3 次预混胰岛素类似物方案）和胰岛素泵的治疗。

1. 适用人群

绝大多数 T1DM 患者需要采用每日多次胰岛素皮下注射的治疗方案。对于很多 T2DM 患者来说：

（1）在糖尿病病程的任何阶段如出现严重血糖代谢紊乱时可以随时使用。

（2）在简单的胰岛素治疗方案不能有效地控制血糖时使用。

（3）对于 HbA_{1c} > 9% 或空腹血糖 > 11.1 mmol/L 的新诊断 T2DM 患者可使用短期胰岛素强化治疗。治疗时间以 2 周至 3 个月为宜。

（4）正在接受降糖药物治疗连续 3 个月以上，出现血糖明显升高，血糖波动较大或出现高血糖症状甚至酮症的 T2DM 患者，可进行短期胰岛素强化治疗。

（5）妊娠糖尿病患者在需要时应进行胰岛素强化治疗。

（6）老年患者往往合并多种糖尿病并发症或伴发疾病，低血糖可能造成严重的后果，故应该考虑"去强化"治疗。在 HbA_{1c} > 10.0%、空腹血糖 > 16.7 mmol/L 或伴有高血糖症状或分解代谢证据时，可采用短期胰岛素治疗，但治疗期间的血糖控制目标需适当放宽。实施短期胰岛素治疗时建议住院进行。治疗结束后，应及时优化长期治疗方案，如确需长期使用胰岛素，则应尽可能减少治疗方案中的注射次数，并优先选择低血糖风险较低的基础胰岛素治疗方案[20]。

2. 使用方法及方案特点

（1）胰岛素的每日多次皮下注射治疗包括基础－餐时胰岛素方案和每日 3 次预混胰岛素类似物方案。

① 基础－餐时胰岛素方案：在基础胰岛素治疗的基础上逐步增加餐时胰岛素，并根据血糖控制的需要调整餐时胰岛素的注射次数和剂量。在每日2次预混胰岛素治疗的基础上如血糖控制不满意，也可选择基础－餐时胰岛素方案。根据空腹（早餐前）血糖调整睡前基础胰岛素用量，根据午餐前、晚餐前及睡前血糖的水平调整三餐前的胰岛素用量（推荐调整方案详见表2-2-2）。

表2-2-2　胰岛素剂量调整方法 [21]

餐前血糖值 /(mmol/L)	胰岛素剂量调整 /U
＜4.4	−2
4.4～6.1	0
6.2～7.7	+2
7.8～10.0	+4
＞10.0	+6

＊此推荐方案是根据餐前血糖值进行调整，以减少低血糖风险。应该根据患者的个体化血糖控制目标进行调整，特殊人群请参考本书第二章第三节。

口服降糖药物联合基础胰岛素治疗血糖不达标者基础胰岛素原剂量可不变，主餐/早餐前给予餐时胰岛素4U起始；每日多次预混胰岛素治疗不达标者可将原先预混胰岛素剂量的40%～50%作为基础胰岛素剂量，剩余量作为餐时胰岛素剂量，三餐平均分配。根据下次餐前血糖的水平调整上一餐前胰岛素剂量。一般先对最高餐前血糖值进行调整，每3～5d调整一次，每次调整1～2个注射时间点，根据血糖水平每次调整的胰岛素剂量为1～4U，直到血糖达标。

② 每日3次预混胰岛素类似物方案：每日3次预混胰岛素类似物注射是简单的强化治疗方案。在预混胰岛素类似物每日2次注射的基础上改为预混胰岛素类似物每日三餐前注射，方法为：午餐前注射2～6U或总剂量的10%，同时酌情减少早餐前注射剂量（2～4U）。根据睡前和三餐前血糖水平进行胰岛素剂量调整，每3～5d调整一次，直到血糖达标（推荐调整方案详见表2-2-2）。

剂量调整注意事项：

- 以3日内最低餐前血糖浓度为基准。
- 根据先前测定的血糖情况调整使用剂量。
- 若有低血糖发生，则不应再增大使用剂量。
- 每周调整一次使用剂量以达到血糖控制目标。
- 每次仅调整一种剂量，按晚餐→早餐→午餐的顺序来调整。

其他注意事项：

- 预混人胰岛素转换为预混胰岛素类似物治疗，起始使用相同的剂量和方案。
- 体重指数（BMI）较高的患者胰岛素敏感性较 BMI 低的患者及老年人要低，因此所需使用的预混胰岛素类似物的剂量可能会更大。使用预混胰岛素类似物的同时应结合健康的生活方式，这样有助于控制体重。联合使用二甲双胍类药物也可以减少体重增加。
- 建议停用磺脲类药物。
- 低血糖是胰岛素强化治疗的最大障碍，血糖控制目标设定过于严格或片面追求短期达标、胰岛素剂量不合理、饮食运动不当、肝肾功能不全等影响糖稳态的特殊情况等均可能增加低血糖风险。

③ 每日多次皮下注射的优点：每日多次皮下注射胰岛素强化治疗方案在提供基础胰岛素控制夜间和空腹血糖水平的同时，在进食时予以餐时胰岛素模拟胰岛 B 细胞的快速胰岛素分泌模式，使血糖控制更为理想。并且在有效控制血糖的同时使生活方式更灵活，低血糖的发生率较低。

④ 每日多次皮下注射的缺点：需要一天多次注射，多次监测血糖；治疗方式比较复杂，不容易自行调整剂量。

（2）胰岛素泵治疗[22]

胰岛素泵治疗是胰岛素强化治疗的一种形式，是比较接近生理性胰岛素分泌模式的一种治疗模式，在控制血糖方面优于多次皮下注射且低血糖发生风险小，但费用较高。

① 胰岛素泵治疗的特点：更有利于血糖控制、提高患者生活质量。

② 胰岛素泵治疗的适应证：持续皮下胰岛素输注 (CSII) 主要适用于 T1DM 患者、T2DM 患者伴应激状态、妊娠期糖尿病患者、糖尿病合并妊娠患者、糖尿病患者孕前准备、需要胰岛素强化治疗的 T2DM 患者以及糖尿病患者的围手术期血糖控制。

③ 胰岛素泵使用的胰岛素类型：短效人胰岛素或速效胰岛素类似物，常规浓度为 U-100(100 U/mL)。选用胰岛素时，应遵循胰岛素说明书。中效、长效、预混胰岛素不能用于胰岛素泵治疗。

（六）口服降糖药物联合胰岛素治疗

1. 联用优点[23]

（1）胰岛素与口服降糖药（如二甲双胍）联用，除了能节省胰岛素的用量，避免外源性高胰岛素血症以外，还可以避免体重增加，从而减轻胰岛素抵抗。

（2）口服降糖药与基础胰岛素联用，基础胰岛素睡前注射有助于全天候改善糖代谢。

（3）胰岛素与口服降糖药配合使用，可以减少血糖波动，降低低血糖的发生率。

（4）口服降糖药与胰岛素早期联用，有助于避免或延缓口服降糖药继发失效。

2. 联用原则

从胰岛素使用的角度来说，临床上可遵循以下原则。

（1）一般来说，用于补充基础胰岛素的长效胰岛素类似物和中效人胰岛素 (NPH) 可以和任何一种口服降糖药物联合使用，也可以同时使用两种或两种以上不同作用机制的口服降糖药物。如：基础胰岛素加二甲双胍、基础胰岛素加磺脲类或格列奈类促胰岛素分泌剂、基础胰岛素加 α - 糖苷酶抑制剂等。

（2）用于补充餐时胰岛素的短效人胰岛素和速效胰岛素类似物可以同二甲双胍、α - 糖苷酶抑制剂口服降糖药物中的一种或两种联合使用。应用磺脲类药物和格列奈类药物有低血糖风险，所以在使用每日 3 次餐时胰岛素时，一般不建议患者同时使用磺脲类药物或格列奈类促胰岛素分泌剂。

（3）同时补充基础和餐时胰岛素的预混胰岛素（如预混人胰岛素 30R、预混人胰岛素 50R、预混门冬胰岛素 30、预混赖脯胰岛素 25 等）也可以与二甲双胍、α - 糖苷酶抑制剂等口服降糖药物中的一种或两种联合使用。

（4）双胰岛素类似物可与二甲双胍、二肽基肽酶Ⅳ抑制剂、α - 糖苷酶抑制剂、吡格列酮或钠 - 葡萄糖共转运蛋白 2 抑制剂等口服降糖药联合使用。具体的联用方法 [7]：

① 在德谷门冬双胰岛素治疗过程中，若空腹血糖水平满意、但 HbA_{1c} 和餐后血糖仍未达标，可添加降低餐后血糖的口服降糖药，或建议患者适当减少膳食中的碳水化合物摄入量。

② 与钠 - 葡萄糖共转运蛋白 2 抑制剂联用时，德谷门冬双胰岛素的剂量应减少 10% ~ 20%。

③ 与吡格列酮联用时，如果患者出现心力衰竭、严重水肿和骨折应停用吡格列酮。

④ 当使用每日 1 次德谷门冬双胰岛素治疗时，如需与磺脲类药物联用，可适当减少磺脲类药物的剂量，二者不能在同餐给药。

⑤ 当使用每日 2 次德谷门冬双胰岛素治疗时，不建议与胰岛素促泌剂联用。

（5）除 DPP-4 抑制剂外，基础胰岛素 GLP-1RA 联合制剂可与其他现有口服降糖药联合使用；在与胰岛素促泌剂联用时低血糖风险明显增加，需适时减少胰岛素促泌剂的用量；联合吡格列酮时，应观察患者心力衰竭、体重增加和水肿的症状体征，若出现任何心脏症状恶化，则应停用吡格列酮。

四、胰岛素治疗的不良反应

（一）低血糖

对于接受药物治疗的糖尿病患者来说，血糖值< 3.9 mmol/L 就是低血糖。患者的血糖值由摄入的食物种类和分量、运动类型和时间以及注射胰岛素的剂量等多方面因素所决定。糖尿病患者低血糖主要是由于患者在注射胰岛素后，未按时进餐或进食过少、进行了剧烈运动、空腹饮酒、肝或肾功能不全、初始治疗时胰岛素剂量过大等引起的。表现为心悸、乏力、出汗、饥饿感、手抖等，严重者可导致昏迷。

为了避免胰岛素用量过大出现低血糖反应，必须从小剂量开始使用，密切监测血糖，逐渐调整胰岛素的用量，以达到既能将血糖控制，又不至于出现低血糖的合适剂量。此类患者要随身携带糖果、甜点等食品，以便在出现低血糖反应时能及时进行自我救治。

（二）体重增加

开始注射胰岛素时，通常体重会增加，不过增加的程度因人而异。胰岛素治疗后体重增加的原因是：高血糖未治疗时，过多的葡萄糖会从尿液排出，机体通过分解脂肪及蛋白质消耗能量使体重下降。而使用胰岛素控制高血糖后，过多的葡萄糖不会从尿中丢失，而是转变成糖原或脂肪贮存在体内，所以会引起体重增加。或者有的患者曾发生过低血糖，因此多吃一些食物来预防，也会导致体重增加。

体重增加是可以控制的。通过监测体重、调整胰岛素、饮食和运动间的平衡，使体重增加的幅度减少至最小，并可能保持在合理范围之内[24-25]。联合使用 GLP-1 受体激动剂或 SGLT2 抑制剂、二甲双胍等可以避免或减少胰岛素引起的体重增加。

（三）过敏

少数患者发生胰岛素过敏，原因除与胰岛素种类有关外，还与胰岛素的纯度高低、胰岛素所添加的化学成分如鱼精蛋白及锌等有关。过敏可为局部过敏或全身过敏。局部过敏仅为注射部位及周围出现斑丘疹、瘙痒。全身过敏可引起荨麻疹，极少数严重者可出现过敏性休克。

在某些情况下，局部过敏反应可以自行缓解；使用抗组胺药物可以改善局部反应，如果疗效不佳，可将胰岛素改为不同的制剂种类或改用不同公司生产的胰岛素。

（四）水肿

胰岛素水肿多见于首次使用胰岛素的糖尿病患者，尤其是剂量偏大时，一部分患者注射胰岛素后可表现为下肢凹陷性水肿。胰岛素水肿一般无须特殊处理。

其发生的机制可能与以下几方面有关：

（1）糖尿病血糖控制不佳时，高血糖造成渗透性利尿，体内钠丢失，使用胰岛素后，血糖受到控制，消除了促进钠排出的原因。

（2）血糖控制良好时，胰高血糖素水平下降，抑制醛固酮的作用减弱，钠排出减少。

（3）长期高血糖导致毛细血管对水的通透性增加。

（4）慢性高血糖使抗利尿激素分泌增多引起水钠潴留。

（5）胰岛素作用于肾脏，促进肾小管对钠的重吸收。

（五）视力模糊

胰岛素治疗初期患者可能会感觉视物模糊或视力下降，这是由于治疗时血糖迅速下降而晶状体及玻璃体内葡萄糖含量下降速度较慢，导致玻璃体内外渗透压变化，使晶状体内水分逸出而屈光率下降，发生远视。如眼底检查无视网膜等病变，则视力下降为暂时性变化，一般随血糖浓度恢复正常而逐渐消失。

（六）注射部位脂肪萎缩（图2-2-2）

由于皮下脂肪在注射部位消失，造成皮肤的压陷或凹陷。这是使用未纯化动物胰岛素所造成的免疫反应，使得胰岛素－免疫球蛋白复合体在皮下沉积。使用纯化的人胰岛素后脂肪萎缩的发生率明显降低。有研究表明，对于使用人胰岛素发生脂肪萎缩的患者，换用胰岛素类似物后可以降低或缓解这种并发症的发生。每次更换注射针头、正确轮换注射部位或使用高纯度的胰岛素可以降低其发生率。

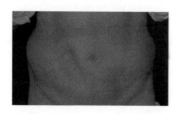

图2-2-2　病例报告：胰岛素注射导致腹部脂肪萎缩状况[26]

（七）皮下脂肪增生（图2-2-3）

如果胰岛素每天都注射在相同的部位，皮肤及皮下组织可能会变厚，并且瘢痕化形成胰岛素肿块。脂肪增生是皮下脂肪组织在局部高浓度胰岛素作用下发生脂肪增生及生长加速的结果。每天多次在相同部位注射胰岛素的患者较常发生皮下脂肪增生，且大多位于腹部。胰岛素吸收的速率在增生的部位会下降，吸收量会减少，导致胰岛素使用剂量增加。同时皮下胰岛素吸收减慢也会造成血糖控制不良。发生皮下脂肪增生的患者，当胰岛素注射由皮下脂肪增生部位转移至正常非增生部位时，要注意根据血糖监测结果调整胰岛素剂量[27]。

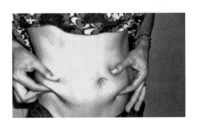

左侧正常部位捏起皮肤较薄，右侧发生皮下脂肪增生的部位捏起皮肤较厚[27]。

图2-2-3　正常部位皮肤与发生皮下脂肪增生部位的皮肤对比

1. 现状与识别

（1）T2DM患者皮下脂肪增生的发生率在38%～59%之间；T1DM患者胰岛素应用6～8年，皮下脂肪增生发生率在40.5%～69.8%之间[27]。

（2）医护人员在患者每次复诊时，一定要检查注射部位是否有脂肪增生。

（3）必须指导患者或家属定期检查注射部位是否有脂肪增生。

（4）注射部位脂肪增生的检查方法：运用结构化视诊和触诊，注意不同部位采用不同体位，首先查看注射部位的上下、左右是否对称，再用手触摸注射部位是否有硬块、不规则等。当患者有皮下脂肪增生的多种危险因素（长期应用胰岛素、重复使用针头、未进行注射部位正确轮换、难以解释的血糖波动等）且临床视诊、触诊未发现皮下脂肪增生时，应通过超声检查来诊断。超声检查比临床视诊、触诊能发现数量更多、范围更大的皮下脂肪增生。

2. 导致皮下脂肪增生的原因

（1）重复使用注射针头：针头内出现胰岛素结晶，针头上的细菌进入管芯，污染胰岛素。

（2）不规范轮换注射部位：长期注射同一部位会导致脂肪细胞增大，血管减少。

（3）胰岛素注射的年限长。

3. 避免注射部位脂肪增生的方法

（1）选择提纯工艺好的胰岛素产品。

（2）正确轮换注射部位（包括大轮换及小轮换）。

（3）针头一次性使用。

（4）每次注射点和注射点间隔距离大于1cm。

（八）皮肤感染

糖尿病患者抵抗力和恢复能力都较差，在使用胰岛素时，如不注意皮肤卫生，注射时不注意无菌操作，可使得细菌侵入机体，造成感染。所以控制血糖是预防感染的根本，注意个人卫生、注射时无菌操作是防止感染的必要手段。

（九）局部皮下出血

注射时导致的局部毛细血管损伤有可能导致局部皮下出血，表现为皮肤瘀青。特别是应用抗凝和抗血小板聚集药物的患者更易出现。一般情况下，皮肤瘀青很快就能被吸收，不需要特殊处理。为了防止局部皮下出血，可以在注射后立即按压注射部位几秒钟。

（十）疼痛

疼痛的产生可能与操作不当或进针时碰到皮下神经有关。此时，可以更换部位再行注射。一般腹部皮下注射胰岛素，对患者而言疼痛感最小，吸收稳定且注射方便。

综上所述，糖尿病患者使用胰岛素时，一定要学习规范的注射及轮换技术，及时更换针头，避免与注射相关的不良反应发生。严格遵医嘱使用胰岛素，千万不要自己随意启用或增减剂量。

五、低血糖的预防和治疗

低血糖是胰岛素治疗中最常见和较严重的并发症之一。非糖尿病患者低血糖的标准为< 2.8 mmol/L(50 mg/dL)，而糖尿病患者只要血糖值< 3.9 mmol/L (70 mg/dL) 就属于低血糖的范畴了，因为糖尿病患者常伴有自主神经功能障碍，影响机体对低血糖的反馈调节能力，增加了严重低血糖发生的风险。同时，低血糖也可诱发或加重患者自主神经功能障碍，形成恶性循环，威胁生命。

（一）低血糖的临床表现

与血糖水平以及血糖的下降速率有关，可表现为交感神经兴奋和中枢神经症状：①交感神经兴奋的主要表现为心慌、手抖、出虚汗、有饥饿感、脉搏增快、四肢无力、面色苍白等情况。②中枢神经症状的主要表现为头晕、神志不清、定向力障碍、步态不稳，甚至会出现幻觉，还有可能癫痫发作，并伴随口吐白沫、四肢抽搐。老年患者发生低血糖时常可表现为行为异常或其他非典型症状，甚至相当多的老年人出现低血糖时无任何症状，仅在监测血糖时发现。这时，虽然没有症状表现，但是低血糖对机体的损害已经产生了。夜间低血糖常常难以发现和及时处理。有些患者屡次发生低血糖后，可表现为无先兆症状的低血糖昏迷。

（二）发生低血糖的原因

很多原因会导致低血糖：胰岛素注射过多，进食过少，误餐，低碳水化合物饮食，运动比平时多，空腹饮酒等。进餐前、剧烈运动后、胰岛素作用高峰期时，低血糖更加常见，有时还会在睡眠中发生。某些药物使用不当会导致低血糖，其中主要是降糖药物，包括胰岛素、磺脲类药物和非磺脲类胰岛素促分泌剂。其他种类的降糖药物单独使用时一般不会导致低血糖。

（三）对待低血糖的正确态度

当患者自觉有低血糖的症状却无法监测血糖时，不要等待，立即口服高糖饮料或食物，观察进食后的反应，并试着分析出现低血糖的原因。随着时间的推移，患者在管理自己的糖尿病方面信心逐渐增强后，可能会减少监测血糖的次数。请注意，患者无法根据自己的感觉来确定他们的血糖水平。研究显示很少有人能猜对自己的血糖值。"猜"是很危险的，特别是当患者的血糖水平即将降低但身体却没有发出任何信号的时候。

（四）低血糖的预防

（1）应用胰岛素或胰岛素促泌剂时应从小剂量开始，逐渐增加剂量，谨慎地调整剂量。未按时进食，或进食过少的患者应定时定量进餐，如果进餐量减少应相应减少药物剂量，有可能误餐应提前做好准备。如果运动量增加，运动前应增加额外的碳水化合物摄入。因故不能进餐时，暂停使用皮下胰岛素或胰岛素促泌剂，持续恶心呕吐不能进食者应及时就诊。

（2）任何时候都要佩戴医疗救助卡。医疗救助卡可以让患者身边的陌生人和急救人员了解患者的病史，为抢救低血糖赢得时间。患者可以佩戴项链、手镯、运动鞋标签、手表或护身符类的糖尿病提示卡，以方便急救人员及时找到并了解患者的基本信息。

（3）饮酒增加糖尿病患者低血糖发生风险。喝酒后，肝脏优先分解血中的酒精，并且不再释放原本存储的葡萄糖。甚至在酒后8 h，酒精仍可能导致低血糖发生。患者喝酒后的活动，比如跳舞、散步等，会进一步降低血糖。目前的指南推荐女性一天饮酒的酒精量不超过15 g，男性不超过25 g（15 g酒精相当于350 mL啤酒、150 mL葡萄酒或45 mL蒸馏酒）。每周饮酒不超过2次。

（4）运动时也会发生低血糖，所以，应避免在胰岛素作用高峰时运动，避免把胰岛素注射在运动区域，并且随身携带糖块或甜点。运动中可以吃一些糖块或甜点。

（5）适当放宽老年人血糖和糖化血红蛋白的控制目标，降低低血糖风险；制订个体化的血糖控制目标。

（6）定时监测血糖：自备血糖仪，规律监测血糖，并且记录每次的血糖值，在复诊时携带血糖监测日记，方便医生调整治疗方案。

（五）低血糖的治疗

1. 低血糖的基本诊治流程[2]

低血糖的基本诊治流程如图2-2-4所示。

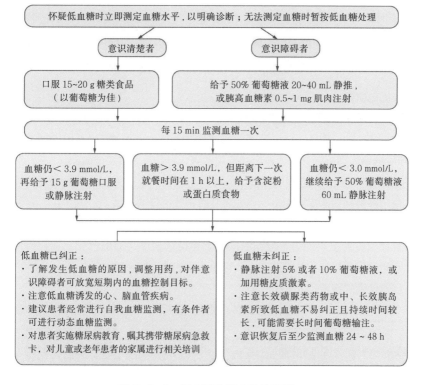

图 2-2-4　低血糖的基本诊治流程

2. 低血糖的处理

当患者出现低血糖反应时，需要立即进食含糖或淀粉的饮料或食物。指导患者在首次有低血糖反应时，如果条件允许，应立即检测血糖值，随后"吃15，等15"，即摄入15 g 的葡萄糖或其他无脂碳水化合物，等15 min 后再次检测血糖值，如果血糖值没有上升到正常，再吃15 g 碳水化合物等15 min 检测血糖[5]，避免摄入脂肪，因为它会减慢碳水化合物的吸收，并且增加过多的热量。同时，服用阿卡波糖的患者预防或出现低血糖时，需要服用葡萄糖或蜂蜜而不是糕点等其他碳水化合物，因为阿卡波糖会抑制多糖分解，减慢碳水化合物分解吸收，因此碳水化合物在这种情况下不能有效治疗低血糖。碳水化合物来源（以下每一种食物均含有约15 g 的碳水化合物）：①2～5 个葡萄糖片，视不同商品标识而定（这是最好的治疗物品）；②半杯橘子汁；③两大块方糖；④一大汤勺的蜂蜜或玉米汁。当患者度过了低血糖反应之后，如果是在午夜或离患者的下一餐至少还有1 h，还需要吃一些零食[5]。低血糖症状在血糖水平恢复正常后经常会持续一阵，患者要抵抗住这段时间想吃东西的欲望，否则可能会摄入过多热量使血糖变得过高。

使用胰岛素的患者出现低血糖时，应积极寻找原因，如询问患者是否服用过优降糖或消渴丸等促胰岛素分泌剂，是否有体重增加，是否有性格改变等每周固定的行为表现特征。要个体化调整胰岛素治疗方案和用量以预防低血糖的发生。如果患者服用磺脲类药物发生了低血糖，在接下来的时间内再次发生低血糖的概率会很高，需密切监测血糖。

3. 夜间低血糖

（1）糖尿病患者夜间低血糖的原因

夜间生长激素、胰高血糖素及类固醇皮质激素等一些升糖的内分泌激素分泌水平较低，且夜间胰岛素抑制肝葡萄糖输出的作用增强，导致夜间发生低血糖。

（2）容易出现夜间低血糖的人群

① 使用降糖药物治疗且用量不当或未及时调整剂量的患者。

② 进食、运动和作息时间不规律的患者。

③ 食物吸收速度不均匀、运动时间不当且运动量过大的患者。

④ 老年糖尿病患者（血糖波动大，吸收药物的速度变化较大）。

⑤ 经常饮酒的患者。

⑥ 晚餐前应用胰岛素的剂量过大或注射时间过早、晚餐前服用过量磺脲类降糖药的患者。

（3）避免出现夜间低血糖的方法

① 如果患者在晚餐前使用含有中效人胰岛素的混合胰岛素，发生夜间血糖过低，而减量后餐后血糖又升高，可将短效人胰岛素和中效人胰岛素两种胰岛素分别注射：晚餐前注射短效人胰岛素，睡前注射中效人胰岛素（注意剂量的调整）。

② 睡前血糖＜5.6 mmol/L 的易低血糖的患者建议可以睡前喝一杯牛奶等蛋白质类

低 GI 的食物。

③ 将中效人胰岛素转换成长效胰岛素类似物，使用这类胰岛素的夜间低血糖发生率低。

④ 监测血糖。如果睡前血糖过低，应及时处理，必要时可夜间多次测血糖。建议有条件者进行持续葡萄糖监测（CGM）。与传统监测方法相比，CGM 主要的优势在于能发现不易被传统监测方法所探测到的隐匿性高血糖和低血糖，尤其是餐后高血糖和夜间无症状性低血糖。

4. 严重低血糖

严重低血糖指患者发生低血糖时有意识障碍，且需要旁人帮助。如果低血糖的早期症状和信号没有被注意到，患者可能会发展成为严重低血糖。由于葡萄糖是大脑的主要能量来源，当糖分不能及时补充时，大脑无法正常运行，随即引起功能障碍，出现意识恍惚、昏昏欲睡、抽搐惊厥、记忆力下降、认知功能障碍等症状，丧失意识或发生抽搐惊厥。严重低血糖还会造成心脏及大脑缺血、缺氧，危及患者生命。

严重低血糖非常危险，需要争分夺秒紧急救治。要教育患者的家人和朋友了解严重低血糖的后果及急救措施。当患者发生糖尿病昏迷时，需要：①拨打 120 急救中心电话。②可以尝试从患者口腔给予蜂蜜或者葡萄糖凝胶使其在颊黏膜吸收，但要注意避免因无法吞咽导致患者窒息。在危机过后，患者应提醒医生自己发生过一次低血糖，并且严重到了需要抢救的地步。

参考文献

[1] Diabetes Control and Complications Trial Research Group, Nathan D M, Genuth S, et al. The effect of intensive treatment of diabetes on the development and progression of long-term complications in insulin-dependent diabetes mellitus[J]. The New England Journal of Medicine, 1993, 329(14): 977-986.

[2] 中华医学会糖尿病学分会. 中国2型糖尿病防治指南(2020年版)[J]. 中华糖尿病杂志, 2021, 13(4): 315-409.

[3] 中华医学会《中华全科医师杂志》编辑委员会, 《基层型糖尿病胰岛素应用专家共识》编写专家组. 基层2型糖尿病胰岛素应用专家共识[J]. 中华全科医师杂志, 2021, 20(7): 726-736.

[4] 马学毅. 现代糖尿病诊断治疗学[M]. 北京: 人民军医出版社, 2007.

[5] Rosenstock J. Transforming therapy with ultra-long-acting insulins[EB/OL]. [2023-06-25]. https://events.diabetes.org/p/s/transforming-therapy-with-ultra-long-acting-insulins-594.

[6] Kjeldsen T B, Hubálek F, Hjørringgaard C U, et al. Molecular engineering of insulin icodec, the first acylated insulin analog for once-weekly administration in humans[J]. Journal of Medicinal Chemistry, 2021, 64(13): 8942-8950.

[7] Bajaj H S, Aberle J, Davies M, et al. Once-weekly insulin icodec with dosing guide app versus once-daily basal insulin analogues in insulin-naive type 2 diabetes (ONWARDS 5) [J]. Annals of Internal Medicine, 2023, 176(11): 1476-1485.

[8] Rosenstock J, Bain S C, Gowda A, et al. Weekly icodec versus daily glargine U100 in type 2 diabetes without previous insulin[J]. The New England Journal of Medicine, 2023, 389(4): 297-308.

[9] Philis-Tsimikas A, Asong M, Franek E, et al. Switching to once-weekly insulin icodec versus once-daily insulin degludec in individuals with basal insulin-treated type 2 diabetes (ONWARDS 2): A phase 3a, randomised, open label, multicentre, treat-to-target trial[J]. The Lancet Diabetes & Endocrinology, 2023, 11(6): 414-425.

[10] Lingvay I, Asong M, Desouza C, et al. Once-weekly insulin icodec vs once-daily insulin degludec in adults with insulin-naive type 2 diabetes: The ONWARDS 3 randomized clinical trial[J]. JAMA, 2023, 330(3): 228-237.

[11] Mathieu C, Ásbjörnsdóttir B, Bajaj H S, et al. Switching to once-weekly insulin icodec versus once-daily insulin glargine U100 in individuals with basal-bolus insulin-treated type 2 diabetes (ONWARDS 4): A phase 3a, randomised, open-label, multicentre, treat-to-target, non-inferiority trial[J]. Lancet, 2023, 401(10392): 1929-1940.

[12] 刘超，时立新，赵志刚，等．预混胰岛素临床应用专家共识 (2016 年版)[J]．药品评价，2016, 13(9): 5-11.

[13] 郭晓蕙．中国糖尿病患者胰岛素使用教育管理规范 [M]．天津：天津科学技术出版社, 2015.9

[14] 朱大龙，赵维纲，匡洪宇，等．德谷门冬双胰岛素临床应用专家指导意见 [J]．中华糖尿病杂志, 2021, 13(7): 695-701.

[15] 单秋妹．德谷门冬双胰岛素与甘精胰岛素治疗口服降糖药控制不佳 2 型糖尿病的临床疗效 [J]．医学信息, 2023, 36(11): 117-120.

[16] 章明杰，沈琦，黄雌友，等．2 型糖尿病患者转换德谷门冬双胰岛素和门冬胰岛素 30 的安全性比较：一项倾向性评分匹配研究 [J]．中国新药与临床杂志, 2023, 42(3): 185-189.

[17] 王萍．德谷门冬双胰岛素注射液联合二甲双胍治疗单纯口服降糖药血糖控制不佳 2 型糖尿病患者的效果 [J]．中国民康医学, 2022, 34(4): 24-26.

[18] 《德谷胰岛素利拉鲁肽注射液临床应用专家指导建议》编写组．德谷胰岛素利拉鲁肽注射液临床应用专家指导建议 [J]．中华糖尿病杂志, 2023, 15(3): 209-215.

[19] American Diabetes Association Professional Practice Committee. 9.Pharmacologic approaches to glycemic treatment: Standards of care in diabetes-2024[J]. Diabetes Care, 2024, 47(Suppl 1): S158-S178.

[20] 《型糖尿病短期胰岛素强化治疗专家共识》编写委员会，李延兵，母义明，等．2 型糖尿病短期胰岛素强化治疗专家共识 (2021 年版)[J]．中华糖尿病杂志, 2022, 14(1): 21-31.

[21] Yang W Y, Ji Q H, Zhu D L, et al. Biphasic insulin aspart 30 three times daily is more effective than a twice-daily regimen, without increasing hypoglycemia, in Chinese subjects with type 2 diabetes inadequately controlled on oral antidiabetes drugs[J]. Diabetes Care, 2008, 31(5): 852-856.

[22] 中华医学会内分泌学分会，中华医学会糖尿病学分会，中国医师协会内分泌代谢科医师分会．中国胰岛素泵治疗指南 (2021 年版)[J]．中华内分泌代谢杂志, 2021, 37(8): 679-701.

[23] 李鸣．胰岛素和口服降糖药，如何联用 [J]．中西医结合护理, 2011(2): 26.

[24] Kahn C R, Weir G C, King G L. Joslin 糖尿病学 [M]．14 版．潘长玉，主译．北京：人民卫生出版社, 2007.

[25] 廖二元，超楚生．内分泌学 [M]．北京：人民卫生出版社, 2004: 1476-1477.

[26] 张硕，李乃适，李丽，等．人胰岛素及类似物注射致局部脂肪萎缩 6 例报告及文献回顾 [J]．中华临床营养杂志, 2017, 25(4): 226-232.

[27] 中华医学会糖尿病学分会．胰岛素注射相关皮下脂肪增生防治中国专家共识 [J]．国际内分泌代谢杂志, 2021, 41(6): 665-672.

第三节

应用胰岛素治疗的糖尿病患者的教育和管理

糖尿病是一种长期慢性疾病，患者的日常行为和自我管理能力是影响糖尿病控制状况的关键因素，因此糖尿病的控制不是传统意义上的治疗而是系统的管理。糖尿病教育和自我管理是进行科学治疗的基础，可促进患者不断掌握疾病管理所需要的知识和技能，对糖尿病患者的临床、心理和社会行为方面都有明确的益处[1]。为此，患者需要询问医护人员如何接受较完善的糖尿病教育管理相关培训，并请医护人员在生活方式干预和药物治疗等方面给予个体化指导。

胰岛素治疗是控制高血糖的重要手段。对于 T1DM 患者而言，胰岛素治疗意味着维持生命，需要通过胰岛素来控制高血糖，降低糖尿病并发症的发生风险[2]。T2DM 虽不需要胰岛素来维持生命，但当口服降糖药效果不佳或存在口服药使用禁忌时也需使用胰岛素，尤其在发生糖尿病急症时，胰岛素治疗对控制高血糖、减少糖尿病并发症及纠正危及生命的血糖和风险至关重要[3-10]。在某些时候，尤其是病程较长时，胰岛素治疗可能是最主要的，甚至是必须的控制血糖措施。由于每位患者对胰岛素的了解不尽相同，甚至很多患者对胰岛素有着错误认知，因此患者需要在医护人员或其他糖尿病教育人员的帮助下，通过饮食、运动、合理监测、自我管理能力水平提高等手段将血糖控制在理想范围内，从而预防和延缓并发症的发生发展。

一、使用胰岛素的患者如何进餐

无论患有哪种类型糖尿病，医学营养治疗（MNT）都是综合治疗的基础，是整个糖尿病自然病程中任何阶段预防和控制所不可缺少的措施。MNT通过调整营养素结构，有利于血糖控制、改善胰岛素分泌、达到并维持理想体重并预防营养不良发生。MNT的目标是在保证患者正常生活和儿童青少年正常生长发育的前提下，纠正已发生的代谢紊乱，减轻胰岛 B 细胞负荷，从而延缓糖尿病及并发症的发生和发展，进一步提高其生活质量[11]。

注射的胰岛素往往称为外源性胰岛素，无论患者是否进食，注入的胰岛素都会发挥降血糖的作用，因此，患者进食量与时间需要与胰岛素的治疗方式相匹配。当饮食量与注射胰岛素的剂量、进食时间和注射胰岛素时间不匹配时就会出问题，如血糖波动和低血糖等。所以对注射胰岛素的患者来说，定时定量进餐，使饮食与注射的胰岛素相配合非常重要。

（一）不同胰岛素注射时间与饮食的关系

胰岛素的类型不同，给药时间有所不同，有些类型胰岛素与进餐的关系十分密切。如果没有掌握好给药与进餐的关系，可能引起低血糖或一些其他不良反应[12]。

（1）速效胰岛素在给药 10 ~ 15 min 内即可产生降低血糖效果，因此，应在餐前即刻或餐后立即注射。

（2）短效胰岛素一般在给药 30 min 后产生降低血糖效果，因此，可在餐前 30 min 左右给药。

（3）中效胰岛素在注射后 2.5 ~ 3 h 起效，作用持续 10 h 以上，每天注射 1 ~ 2 次，因此，给药时间与进餐时间关系不大。

（4）长效胰岛素作用持续时间长达 20 ~ 42 h，每天只需在同一时间内 1 次给药，一般固定在睡前给药。

（5）预混人胰岛素应在餐前 30 min 皮下注射，预混胰岛素类似物可在餐前即刻注射或餐后立即注射。

（6）双胰岛素类似物的给药时间灵活，不受进餐的影响，随主餐给药即可，但以规律用药为佳。主餐是指摄入碳水化合物含量最高的一餐，即含有最大量面包、大米、土豆和面食的一餐。

（7）基础胰岛素与 GLP-1RA 联合制剂德谷胰岛素利拉鲁肽注射液每日 1 次皮下注射，为了维持血药浓度，建议在每天相同时间给药，两次注射至少间隔 8 h；甘精胰岛素利司那肽注射液应于餐前 1 h 内注射，每日注射一次，最好是在选定了最便于注射的一餐之后，于每日同一餐进餐前注射。

（8）自我注射胰岛素的老年患者，在注射胰岛素后等待进餐的这段时间内尽量避免剧烈活动，以免运动过量导致低血糖或者忘记按时进餐。

（9）外出就餐（包括去饭店或亲戚朋友家就餐）时，不要提前在家注射胰岛素，因为等餐时间无法掌控，在此期间可能会发生低血糖。

（10）糖尿病胃轻瘫患者由于胃排空延迟，进食后葡萄糖的吸收高峰也随之后移，胰岛素的注射时间也要据此做出相应的调整。如果注射短效胰岛素，可以在餐前即刻注射；如果注射速效胰岛素，可以在餐后即刻注射，从而让胰岛素的药效高峰与餐后血糖高峰同步。有"黎明现象"的糖尿病患者，短效胰岛素可以提前到早餐前 45 ~ 60 min 注射，以对抗清晨高血糖。

（二）1型糖尿病胰岛素治疗与饮食安排

1. 1型糖尿病饮食管理的目标[13]

（1）提供适合糖尿病儿童的平衡膳食，维持或达到理想体重，保证儿童正常生长发育。

（2）使糖尿病儿童的血糖及其他代谢指标达到或接近正常水平，减少各种急、慢性并发症。

（3）构建良好的膳食模式，配合合理的学习和运动习惯，提高生活质量。

T1DM 患者应用胰岛素的治疗方案较为复杂，与饮食的关系更为密切，加之青少年患者比较多，考虑到生长发育需要及治疗效果综合获益，应参阅表 2-3-1 和表 2-3-2 对目标人群加以关注。

表 2-3-1　不同胰岛素注射方法的膳食推荐计划

胰岛素注射方法	膳食结构和营养治疗方法
每日 2～3 次预混胰岛素	每日规律的 3 次正餐、3 次零食以协调胰岛素的作用时间，确保每日碳水化合物摄入量相近。 治疗低血糖时，先进食消化较快的碳水化合物，继之进食消化较慢的碳水化合物
每日餐时 + 基础胰岛素 在进餐时间和量上比较灵活，能够调整进餐时间以及胰岛素注射的剂量和时间	正餐之间的加餐可多样化。除非额外注射胰岛素，碳水化合物供给不应超过 1～2 份（如 15～30 g 碳水化合物）。 需要具备碳水化合物计算方法的知识以调整餐时胰岛素注射剂量。 治疗低血糖仅需进食消化快的碳水化合物
胰岛素泵治疗 提供连续、皮下基础胰岛素的注射以及餐前大剂量胰岛素来降低所进食碳水化合物带来的血糖升高。 在进餐时间和进餐量上提供最大的灵活性（对睡懒觉、晚归的青少年或饮食习惯不固定的幼儿是理想的选择）	基础率、胰岛素敏感系数：碳水化合物系数和胰岛素敏感系数单独计算。 输注的胰岛素类型和剂量可根据进正餐的组分调整，因此能较好地模拟生理需要。 必须掌握碳水化合物计数法，使餐前大剂量胰岛素和正餐及零食的碳水化合物摄入量相匹配。 进行了大剂量胰岛素注射但错过了用餐是血糖控制不佳的最常见原因。 治疗低血糖仅需进食消化快的碳水化合物

表 2-3-2 不同生理阶段需要考虑的饮食问题

年龄段	需考虑的饮食问题
婴幼儿	鼓励进食家庭日常饮食。提供便于手抓的食物以鼓励患儿自主进食。不提倡提供一瓶"简单糖"的碳水化合物。
	常见食欲下降的原因是饮食不规律或过度喂养。
	为了预防低血糖,每日2次注射预混胰岛素的患儿需要规律进食碳水化合物。
	胰岛素泵的应用在管理婴幼儿进食行为方面是有益的。它的优点在于进食不恒定或添加新的食物时,餐前胰岛素的剂量可分为餐前和餐中注射。重要的是,胰岛素可以作用于<5g的碳水化合物
学龄期儿童	推荐所有患儿在校期间监测血糖。
	日常的正餐和零食应该被纳入学校作息时间表。
	常见的问题是早餐和加餐的间隔时间太长。
	建议在上学路上或第一节课前进食额外的碳水化合物零食,使得血糖保持平稳直到午餐时间。
	患儿需要对食物中的碳水化合物有所了解,以确保在校期间碳水化合物的适当分配。
	避免下午加餐时进食过多,否则会导致晚上高血糖。酌情考虑下午额外注射胰岛素以应对加餐时额外的碳水化合物负荷。
	仅在额外的剧烈活动时添加碳水化合物,而日常活动则不需要添加碳水化合物
青少年	在这个年龄段,挑战性的行为包括抽烟、饮酒、晚归、睡过头、遗漏注射胰岛素、错过进餐和情绪性进食。
	应当强调日常的正餐和零食的重要性,尤其是在快速生长阶段,以避免下午和晚上过度吃零食。
	无序的饮食习惯可能是与糖尿病管理相冲突的一个严重问题,需要营养专家进行个体化饮食指导。
	应该使胰岛素的管理方案适应个体化生活方式。酒精可致迟发的低血糖,建议严格控制酒精摄入。
	参与竞技体育时需要适当的胰岛素调整、适当时机和数量的碳水化合物摄入及足够的水分补充来优化身体机能

2. 营养素推荐摄入原则[13]

（1）能量：糖尿病儿童能量摄入应遵循"总量控制"原则,全日摄入能量可参考计算公式拟定:总能量（kcal）=1000+年龄 × 系数（公式系数:70～100)(1 kcal=4.18 kJ),公式中系数可结合年龄选择:<3岁按100,3～6岁按90,7～10岁按80,>10岁按70,再根据糖尿病儿童的营养情况、体力活动量及应激状况等因素调整为个体化的能量推荐值,参见表2-3-3。0～12个月婴儿能量摄入推荐80～90 kcal/（kg·d）。

表 2-3-3　不同年龄段未成年人每日的能量推荐摄入量及营养素推荐摄入量

年龄 / 岁	总能量 /kcal	碳水化合物 /g	脂肪 /g	蛋白质 /g
1 ~ 3	1 000 ~ 1 300	120 ~ 180	30 ~ 50	35 ~ 45
4 ~ 8	1 400 ~ 1 600	170 ~ 220	40 ~ 60	45 ~ 60
9 ~ 13	1 600 ~ 1 800	200 ~ 250	50 ~ 70	60 ~ 70
14 ~ 18	1 800 ~ 2 000	220 ~ 280	55 ~ 80	70 ~ 80

同时应平衡膳食，每日总能量摄入宜按如下分配：碳水化合物占 50% ~ 55%，脂肪占 25% ~ 35%，蛋白占 15% ~ 20%。

（2）碳水化合物：推荐富含可溶性纤维的食物蔬果、豆类和全谷类食物。糖尿病儿童膳食纤维摄入量应达到并超过健康儿童的推荐摄入量，推荐量为 14 g/1 000 kcal（≥ 1 岁），每日最低摄入量为 [年龄（岁）+ 5] g。食物加工会造成纤维流失，因此推荐非精制的高纤维食物。

（3）脂肪：推荐膳食脂肪组成为单不饱和脂肪酸在总能量摄入的占比宜达到 10% ~ 20%，多不饱和脂肪酸的摄入量不超过 10%，推荐糖尿病儿童每周 1 ~ 2 次摄入 80 ~ 120 g 鱼（油炸鱼除外），以提供 $n-3$ 多不饱和脂肪酸。饱和脂肪酸和反式脂肪酸的摄入量应少于总能量的 10%，尽量减少反式脂肪酸的摄入。每日胆固醇摄入量不超过 300 mg。

（4）蛋白质：蛋白质是儿童期生长发育必不可少的营养成分，每千克休重摄入量随年龄增长逐渐下降。对于 T1DM 儿童，蛋白质含量分配不应超过总能量的 25%。建议优质蛋白供给占总蛋白的 1/3 ~ 1/2，包括鱼肉、瘦肉和奶制品等动物蛋白和植物蛋白如大豆、豆荚和扁豆等。

（5）维生素和矿物质：除三大营养素外，维生素、矿物质也是食物的重要组成成分。糖尿病儿童每日食盐推荐摄入量为：1 ~ 3 岁 2.5 g/d，4 ~ 8 岁 3 g/d，≥ 9 岁 3.8 g/d；摄入高限为 6 g/d。

（6）无糖食品和甜味剂：不推荐儿童 T1DM 患者长期食用非营养性甜味剂，鼓励饮水代替饮用含糖饮料或甜味剂饮料。

3. 营养治疗的具体方法[13]

（1）食物交换份法

食物交换份法是指将食物按照来源、性质分成四大类（八小类），同类食物所含的碳水化合物、蛋白质、脂肪的量相近，每个食物交换份的能量约为 90 kcal，因此可以通过同类食物互换丰富食物种类。四大类食物的划分及营养成分含量见表2-3-4。

表2-3-4　四大类食物的划分及营养成分含量

组别	类别	每份重量/g	热量/kcal	碳水化合物/g	脂肪/g	蛋白质/g	主要营养素
谷薯组	谷薯类	25	90	20	0	2	碳水化合物、膳食纤维
蔬果组	蔬菜类	500	90	17	0	5	无机盐、维生素、膳食纤维
	水果类	200	90	21	0	1	无机盐、维生素、膳食纤维
肉蛋组	大豆类	25	90	4	4	9	蛋白质
	奶类	160	90	6	5	5	蛋白质
	肉蛋类	50	90	0	6	9	脂肪、蛋白质
油脂组	硬果类	15	90	2	7	4	脂肪
	油脂类	10	90	0	10	0	脂肪

注：1 kcal = 4.18 kJ。具体食物交换份表可参考《中国居民膳食营养指南》。

　　首先根据糖尿病儿童每天所需的饮食能量计算每日所需的食物交换份。合理分配三大营养素的份数。确定四大类（八小类）食物的交换份数。确定食物份数的三餐分配，一般按照早、中、晚餐分别为食物量的1/5、2/5、2/5或均为1/3分配，可从每餐留取部分食物交换份作为加餐。每餐营养均衡，尽量做到每餐均含有碳水化合物、蛋白质、脂肪、纤维素等营养物质。最后将食物份数换算为具体食物重量，制订饮食计划。

　　食物交换份法举例：一名11岁糖尿病儿童的饮食计划。

● 确定每日所需能量为1 800 kcal，计算所需的食物总交换份数：1 800/90 = 20份。

● 三大营养素的份数：碳水化合物份数 = 20 ×（50% ~ 55%）≈ 11份，脂肪份数 = 20 ×（25% ~ 35%）≈ 5份，蛋白质份数 = 20 ×（15% ~ 20%）≈ 4份。

● 各类食物交换份数。11份碳水化合物分配：谷薯类9份，蔬菜类1份，水果类1份。5份脂肪分配：油脂类2份，肉蛋类3份。4份蛋白质分配：大豆类2份，奶类1份，肉蛋类1份。具体的三餐食物分配见表2-3-5。

表 2-3-5　食物交换份法举例：11 岁糖尿病儿童三餐食物分配

餐次（食物份数）	食物种类（食物份数）	食物重量 / g
早餐（4）	谷薯类（2）	50
	奶类（1）	160
	肉蛋类（1）	50
午餐（7.5）	谷薯类（3.5）	87.5
	蔬菜类（0.5）	250
	大豆类（1）	25
	肉蛋类（1.5）	75
	油脂类（1）	10
晚餐（7.5）	谷薯类（3.5）	87.5
	蔬菜类（0.5）	250
	大豆类（1）	25
	肉蛋类（1.5）	75
	油脂类（1）	10
加餐（1）	水果（1）	200

（2）碳水化合物计数法

　　碳水化合物的含量、种类和分配是影响餐后血糖的决定性因素之一，由此衍生出糖尿病营养治疗的碳水化合物计数法。使用碳水化合物计数法，首先需了解和熟悉食物中碳水化合物的含量。主要有两种计算碳水化合物的基本方法，包括以克为单位或以交换份为单位计算。碳水化合物交换份指的是将含有 15 g 碳水化合物的食物数量（奶类为 12 g）作为 1 份"碳水化合物交换份"，根据糖尿病儿童每日需要的"碳水化合物交换份"的量制订此类食物摄入计划。常见食物 1 份碳水化合物交换份的食物数量见表 2-3-6。

　　碳水化合物计数法包括基本碳水化合物计数法和进阶碳水化合物计数法。基本碳水化合物计数法适用于所有药物治疗方案的糖尿病儿童，特别是胰岛素常规治疗（每日 2次短效 + 中效胰岛素注射方案）的糖尿病儿童以及药物和生活方式控制血糖的 T2DM 儿童。前提是每日在相同的餐次（每日 3 次主餐和主餐间加餐）进食基本等量和同类的碳水化合物。

表 2-3-6　常见食物 1 份碳水化合物交换份的食物数量

食物名称	可食量	能量 / kcal	蛋白质 / g	脂肪 / g
馒头、切片面包	35 g	70	2	微量
面粉、大米 / 小米、玉米	20 g	70	2	微量
马铃薯	100 g	70	2	微量
全脂奶	240 mL（奶粉 35 g）	150	8	8
低脂奶	240 mL（奶粉 25 g）	120	8	4
脱脂奶	240 mL（奶粉 25 g）	80	8	微量
叶类蔬菜	300 g	75	微量	微量
草莓	250 g	60	微量	微量
芒果、哈密瓜、西瓜	180 ~ 200 g	60	微量	微量
柚子、菠萝、鸭梨、苹果、葡萄、樱桃	150 ~ 160 g	60	微量	微量
桃子、橘子、猕猴桃	120 ~ 140 g	60	微量	微量
荔枝、香蕉	70 ~ 90 g	60	微量	微量

注：1 kcal = 4.18 kJ。奶类食品 1 份含 12 g 碳水化合物；除奶类食品外，其他食品 1 份含 15 g 碳水化合物。

基本碳水化合物计数法的计算步骤：

- 确定每日能量需要量。
- 计算每日碳水化合物需要量：碳水化合物的需要量根据年龄、体力活动情况和总能量水平确定，通常为每日总能量的 50% ~ 55%，每克碳水化合物约可产生 4 kcal 的能量。
- 确定每日碳水化合物分配，根据"碳水化合物交换份"选择食物，制订食谱。

基本碳水化合物计数法举例：一名 11 岁糖尿病儿童的饮食计划。

- 确定每日所需能量为 1 800 kcal；
- 计算所需的碳水化合物交换份数 = 1 800×（50% ~ 55%）÷4÷15 ≈ 15 份；
- 三餐食物分配见表 2-3-7。

表2-3-7　基本碳水化合物计数法举例：11岁糖尿病儿童一日三餐食物分配

餐次（碳水化合物份数）	食物（碳水化合物份数）	食物量	热量/kcal
早餐（3份）	馒头（1.5）	50 g	105
	蔬菜（0.5）	150 g	35
	脱脂奶（1）	240 mL	80
	豆腐干（0）	50 g	70
	鸡蛋（0）	1个	75
午餐（5.5份）	大米（4.5）	90 g	315
	蔬菜（1）	300 g	75
	瘦猪肉（0）	150 g	235
	植物油（0）	10 g	90
晚餐（5.5份）	大米（4.5）	90 g	315
	蔬菜（1）	300 g	75
	鳕鱼鱼肉（0）	100 g	180
	植物油（0）	10 g	90
加餐（1份）	苹果（1）	150 g	60

注：1 kcal－4.18 kJ。

进阶碳水化合物计数法的计算步骤：

在基本碳水化合物计数法的基础上，要求餐时胰岛素剂量与碳水化合物摄入量相匹配。应用进阶碳水化合物计数法时，首先要确定胰岛素－碳水化合物比值（I/Carb）和胰岛素敏感系数（ISF），目的是计算校正胰岛素和餐时胰岛素剂量。进阶碳水化合物计数法可增加饮食的灵活性，对食量及胃口不固定的低年龄糖尿病儿童非常实用，并可以降低低血糖的发生率。

● 计算胰岛素－碳水化合物比值（I/Carb）

I/Carb是指每个单位的胰岛素对应多少克碳水化合物，比值大小与胰岛素敏感性有关，通常用"450法则"（短效胰岛素）或者"500法则"（速效胰岛素）来计算，I/Carb = 450或500/每日胰岛素总剂量。一般将I/Carb起始值设为成人1 : 15、儿童1 : （20 ~ 25）。I/Carb用于计算摄入的碳水化合物所对应的胰岛素剂量，该值 = 摄入碳水化合物量 (g) × (I/Carb)。

- 计算胰岛素敏感系数（ISF）

ISF 是指 1 U 速效或短效胰岛素中和血糖的数量，通常用"1 500 法则"（短效胰岛素或胰岛素抵抗的患者）或者"1 800 法则"（速效胰岛素或胰岛素敏感的患者）来计算。ISF = 1 800 或 1 500/ 每日胰岛素总剂量 /18，一般 ISF 范围为 2 ~ 5。通过 ISF 可以计算将餐前血糖降至目标血糖范围所需的胰岛素剂量。

- 计算校正胰岛素剂量

根据餐前血糖水平高出或低于目标水平的数值，计算胰岛素的校正剂量，计算方法为：校正剂量 =（实测血糖 − 目标血糖）/ISF（血糖单位为 mg/dL）。若餐前低血糖，应先纠正低血糖，纠正低血糖时增加的碳水化合物数量不计入每日总量中。如果餐前血糖在目标范围内，则不需要矫正胰岛素剂量。

- 计算餐时胰岛素剂量

将要摄入的碳水化合物所对应的胰岛素剂量加上校正胰岛素剂量，即为本餐需要注射的胰岛素剂量。

每个患者的 I/Carb 不同。随着孩子的成长，这个比值也将不断改变。体重、活动量和性别是影响 I/Carb 的其他因素。学习如何遵循碳水化合物定量计划或根据碳水化合物调整胰岛素可以帮助维持孩子的血糖接近目标水平。可以从专业医生、营养师和健康管理师处获得帮助。

【进阶碳水化合物计数法举例】

一名 11 岁糖尿病儿童的每日胰岛素（速效 + 长效）总量为 25 U，午餐为大米 90 g、蔬菜 300 g、瘦猪肉 150 g、油 10 g（碳水化合物总量 82.5 g），餐前血糖 11 mmol/L（目标血糖 7 mmol/L）。

- 计算胰岛素 − 碳水化合物比值：500/25 = 20，I/Carb 为 1/20。
- 计算胰岛素敏感系数：ISF = 1800/25/18 = 4。
- 计算校正胰岛素剂量 =（11−7）/4 = 1 U。
- 午餐前速效胰岛素剂量 = 82.5/20+1 ≈ 5 U。

（三）2 型糖尿病胰岛素治疗与饮食安排

应用胰岛素治疗需要坚持饮食控制，不可放松。应用何种类型、何种剂量的胰岛素都是根据血糖水平确定的。必须在饮食相对固定的基础上进行调节。速效及短效胰岛素注射后很快起效，中效或长效胰岛素会在注射后几个小时才达到作用高峰并将维持作用几个小时。因此进餐时间应与胰岛素作用的时间相配合。

糖尿病患者在使用胰岛素治疗期间仍需要坚持饮食控制，可根据糖尿病饮食热量计算每日热量，定时定量进餐，在饮食固定的基础上进行胰岛素剂量的调整，以平稳控制好血糖 [14]。

1. 计算理想体重和体重指数，评估自己的体重情况。

理想体重（kg）= 身高（cm）-105。在此值 ±10% 范围以内均属正常范围，低于此值 20% 为消瘦，超过 20% 为肥胖（此公式用于后文的热量测定）。

体重指数（BMI）= 体重（kg）/[身高（m）]^2。

BMI：18.5 ~ 23.9 kg/m^2 为正常，< 18.5 kg/m^2 属于消瘦，24.0 ~ 27.9 kg/m^2 属于超重，≥ 28.0 kg/m^2 为肥胖。

2. 根据理想体重和体力劳动情况计算每日所需总热量：每日所需总热量 = 理想体重 × 每公斤体重需要的热量。

表 2-3-8　不同体力劳动的糖尿病患者每日热量需求表

单位：kcal/（kg·d）

劳动强度	举例	体重过低	正常体重	超重或肥胖
卧床休息	—	25 ~ 30	20 ~ 25	15
轻体力劳动	办公室职员、教师、售货员、简单家务，或与其相当的活动量	35	30	20 ~ 25
中体力劳动	学生、司机、外科医生、体育教师、一般农活，或与其相当的活动量	40	35	30
重体力劳动	建筑工、搬运工、冶炼工、重的农活、运动员、舞蹈者，或与其相当的活动量	45 ~ 50	40	35

二、使用胰岛素的患者如何运动

运动锻炼在糖尿病综合管理中有重要地位。规律运动可增加胰岛素敏感性、改善身体成分，有助于控制血糖、减少心血管危险因素及提升生活质量。注射胰岛素患者的运动应该定时定量，勿延迟进餐，更不要忘记进餐。切勿在餐前剧烈运动，运动过度可以引起低血糖，也可引起高血糖。所以，应用胰岛素的患者在运动时应注意二者之间关系。注射胰岛素的患者应该在运动前将胰岛素注射在非运动区（如腹部），因为肢体活动可使胰岛素吸收加快，作用加强，易发生低血糖。当各种原因导致进食减少或运动量增加时，要适当减少胰岛素用量，密切注意是否有低血糖症状出现，有条件者可及时监测血糖并及时进食，或食用糖果、巧克力等食物 [15]。

T1DM 儿童和青少年本身血糖调节能力较差，加上身体活动的不可预测性，使此类患儿的血糖管理更具挑战性。不同运动类型对 T1DM 患儿血糖的影响见表 2-3-9。

表 2-3-9　不同运动类型的生理特征及对 T1DM 患儿血糖的影响

运动类型	生理特征	对 T1DM 患儿血糖的影响[a]	项目举例
有氧运动	主要为低于乳酸阈值的持续中等强度运动，肌肉对葡萄糖的摄取量大于肝脏葡萄糖输出量	轻度降低或明显降低	慢跑、散步、远足、骑自行车、划船、游泳、健身操
无氧运动	肝脏葡萄糖输出量大于肌肉摄取量，以高于乳酸阈值的强度进行最大强度的疲劳运动 (5 s ~ 10 min)	轻度升高或明显升高	100 m 冲刺跑、50 ~ 1500 m 赛跑、举重、1 ~ 2 km 循环计时赛
有氧与短时间无氧混合运动	中等至高强度有氧运动，期间穿插较短时间 (5 ~ 30 s) 的无氧爆发	轻度降低或无明显变化	篮球、足球、板球、手球、武术
有氧与长时间无氧混合运动	低至中等强度有氧运动，期间穿插较长时间 (10 ~ 180 s) 的无氧爆发	轻度升高或无明显变化	阻力训练、循环训练、体操、冲刺训练（跑步、游泳、骑自行车等）
体育比赛	与日常训练相比，比赛中肝脏葡萄糖输出量明显增加，导致明显高血糖	明显升高	团体或个人游戏 / 比赛

注：[a] 表示此为一般趋势，个体情况还受其他因素的影响，如机体活性胰岛素、宏量营养素摄入量、运动前血糖水平、既往低血糖发生情况、体能水平、时间、运动强度和持续时间、训练状态、环境条件。

　　《2022 ISPAD 临床实践共识指南：儿童和青少年糖尿病患儿运动》[16] 特别强调，无论何种形式的运动，只要运动前 24 ~ 48 h 中度或持续低血糖均可能增加运动诱发的低血糖风险。尤其是 24 h 内出现过低血糖或既往反复低血糖的 T1DM 儿童和青少年患儿，严禁参与任何形式的运动。

　　由于个体存在差异性，运动中胰岛素的调整没有一个固定标准。因此，接受胰岛素治疗的患者，运动治疗过程中胰岛素的调整应遵循以下的建议（详见表 2-3-10）：

表 2-3-10　建议在运动前根据运动强度减少胰岛素剂量（在进食后 90 min 内开始运动）[17]

运动类型	运动时间	
	30 min	60 min
轻度有氧运动（~ 25%VO$_{2max}$）	- 25%	- 25%
适度有氧运动（~ 50%VO$_{2max}$）	- 50%	- 75%
大量有氧运动（70% ~ 75%VO$_{2max}$）	- 75%	NA
高强度有氧或无氧运动（> 80%VO$_{2max}$）	不建议减少剂量	NA

　　* 我们的建议基于已发表的研究。NA—未评估，因为对于大多数人来说，运动强度通常太高，无法持续 60 min；VO$_{2max}$—最大耗氧量。

三、使用胰岛素患者的自我监测

（一）血糖监测

目前临床上血糖监测方法包括患者利用血糖仪进行的自我血糖监测（SMBG）、连续监测 7 d 或 14 d 的持续葡萄糖监测（CGM）、反映 2 ~ 3 个月平均血糖水平的糖化血红蛋白（HbA_{1c}）和反映 2 ~ 3 周平均血糖水平的糖化血清白蛋白（GA）的测定，其中患者进行 SMBG 是血糖监测的基本形式。在接受胰岛素治疗的患者中应用 SMBG 能改善代谢控制，并可能减少糖尿病相关终点事件。

1. 自我血糖监测（SMBG）

（1）监测血糖的时间点和意义

● 餐前血糖监测：适用于注射基础、餐时或预混胰岛素的患者。当血糖水平很高时应首先关注空腹血糖水平。接受其他降糖治疗有低血糖风险者（用胰岛素促泌剂治疗且血糖控制良好者）也应测定餐前血糖。

● 餐后血糖监测：适用于注射餐时胰岛素的患者和采用医学营养治疗和运动控制血糖者。在其空腹血糖和餐前血糖已获得良好控制但 HbA_{1c} 仍不能达标时，可通过检测餐后血糖来指导针对餐后高血糖的治疗。

● 睡前血糖监测：适用于注射胰岛素的患者，特别是晚餐前注射胰岛素的患者。

● 夜间血糖监测：用于了解有无夜间低血糖，特别是出现了不可解释的空腹高血糖时应监测夜间血糖。

● 出现低血糖症状或怀疑低血糖时应及时监测血糖。

● 剧烈运动前后宜监测血糖。

（2）不同胰岛素治疗方案的血糖监测方案

目前大多数指南均推荐接受胰岛素治疗的患者需要每日至少 3 次的 SMBG，可根据不同的治疗制订个体化的监测方案：

● 基础胰岛素：使用基础胰岛素（如地特胰岛素、德谷胰岛素、甘精胰岛素等）的患者在血糖达标前每周监测 3 天空腹血糖，每 2 周复诊 1 次；复诊前 1 天加测 5 个时间点血糖谱。在血糖达标后每周监测 3 次血糖，即空腹、早餐后和晚餐后；每月复诊 1 次，复诊前 1 天加测 5 个时间点血糖谱（表 2-3-11）[15]。

表 2-3-11　基础胰岛素治疗的血糖监测方案举例

血糖监测		空腹	早餐后	午餐前	午餐后	晚餐前	晚餐后	睡前
未达标	每周 3 天	√						
	复诊前 1 天	√	√		√		√	√
已达标	每周 3 次	√	√				√	
	复诊前 1 天	√	√		√			√

● 每日 1 次预混胰岛素：每日 1 次预混胰岛素治疗的患者在血糖达标前每周监测 3 天空腹、晚餐后和睡前血糖；每 2 周复诊 1 次，复诊前 1 天加测 3 个时间点血糖。在血糖达标后每周监测 3 次血糖，即空腹、晚餐后和睡前血糖；每月复诊 1 次，复诊前 1 天加测 3 个时间点血糖（表 2-3-12）[18]。

表 2-3-12　每日 1 次预混胰岛素治疗的血糖监测方案举例

血糖监测		空腹	早餐后	午餐前	午餐后	晚餐前	晚餐后	睡前
未达标	每周 3 天	√					√	√
已达标	每周 3 次	√					√	√
复诊前 1 天		√					√	√

● 每日 2 次预混胰岛素：采用每日 2 次预混胰岛素治疗的患者在血糖达标前每周监测 3 天空腹血糖和晚餐前血糖；每 2 周复诊 1 次，复诊前 1 天加测 5 个时间点血糖。在血糖达标后每周监测 3 次血糖，即空腹、晚餐前和晚餐后血糖；每月复诊 1 次，复诊前 1 天加测 5 个时间点血糖[18]（表 2-3-13）。

表 2-3-13　每日 2 次预混胰岛素治疗的血糖监测方案举例

血糖监测		空腹	早餐后	午餐前	午餐后	晚餐前	晚餐后	睡前
未达标	每周 3 天	√				√		
已达标	每周 3 次	√				√		
复诊前 1 天		√	√		√	√		√

● 德谷门冬双胰岛素：采用每日 1 次德谷门冬双胰岛素治疗方案的患者应定期进行自我血糖监测，每日 2 次注射治疗患者的血糖监测方案同每日 1 次注射的监测方案一样[19]（表 2-3-14）。

表 2-3-14　德谷门冬双胰岛素治疗的血糖监测方案举例

血糖监测		空腹	早餐后	午餐前	午餐后	晚餐前	晚餐后	睡前
初次使用时	每日	√						
血糖控制不稳定，低血糖风险高	每周2次	√						
血糖控制平稳且无血糖波动	每周1次	√						
血糖波动大，低血糖发生频率增加时	每周>2次	√						

● 胰岛素强化治疗（多次胰岛素注射或胰岛素泵治疗）的患者在治疗开始阶段应每天监测血糖 5 ~ 7 次，建议涵盖空腹、三餐前后、睡前。如有低血糖表现需随时测血糖。如出现不可解释的空腹高血糖或夜间低血糖，应监测夜间血糖。达到治疗目标后每日监测血糖 2 ~ 4 次[20]（表 2-3-15）。

表 2-3-15　多次胰岛素注射治疗的血糖监测方案举例

血糖监测	空腹	早餐后	午餐前	午餐后	晚餐前	晚餐后	睡前
未达标	√	√		√		√	√
已达标	√				√	√	√

● 基础胰岛素 GLP-1RA 联合制剂治疗：患者的血糖监测方案同基础胰岛素治疗的监测方案一样（表 2-3-11）。

1.3　自我监测血糖注意事项[21]

● 严格按照血糖仪操作说明书进行操作，并在血糖仪产品适宜的操作温度范围内进行测量。

● 揉擦或按摩准备采血的部位（如指腹侧面），用 75% 酒精消毒待干或用肥皂和温水将手洗干净，并用清洁的纸巾或棉球擦干双手（尤其是采血部位），将采血部位所在的手臂自然下垂，使用适当的采血器获得足量的血样。切勿过度挤压采血部位，以免大量组织间液混入血样而影响血糖测试结果。

● 测试时建议一次性吸取足量的血样量（使用某些满足二次加样设计的血糖仪，也应在规定时间内追加足量血样）。

- 测试血糖时应轮换采血部位。
- 为减轻疼痛，应在手指侧面采血，而不是在指尖或指腹采血，将采血针紧靠手指侧面。
- 在测试中不要按压或移动血糖试纸和血糖仪。
- 保持血糖仪清洁、电池工作状态正常，避开强磁场环境。
- 血糖仪应定期使用标准液校正。
- 试纸保存在干燥原装容器中，必须遵守生产商的使用说明书。
- 采血针丢弃在指定的专用容器中，防止扎伤。
- 测试后记录血糖测试结果。如果测试结果可疑，建议重新测试一次。

1.4　其他注意事项

在临床上有时碰到这样的难题，胰岛素不断加量但血糖反而升高，这需要明确是苏木杰现象（somogyi phenomenon）还是黎明现象（dawn phenomenon）。

- 苏木杰现象的实质是一种反应性高血糖现象，是夜间发生的低血糖诱使升糖激素如糖皮质激素、儿茶酚胺、胰高血糖素分泌导致的清晨高血糖。提示：睡前胰岛素剂量过大，需要减量。
- 黎明现象是胰岛素分泌不足，不足以抵抗晨起不断升高的糖皮质激素、儿茶酚胺水平，从而导致的黎明时血糖逐渐升高。提示：睡前胰岛素需要加量。

为了鉴别这两个现象，我们可以监测夜间多点血糖（根据用药情况确定监测时间点），若发生低血糖则次日凌晨的高血糖为苏木杰现象，否则为黎明现象。鉴别明确后可采取相应治疗措施。

总体上来说，血糖监测应该个体化和灵活掌握。血糖控制稳定的患者，每天测定 1 ~ 2 次，甚至每 2 周测定 1 ~ 2 次都是可以接受的。血糖不稳定者，尤其是有低血糖的患者，必须加强血糖监测和提高血糖监测的频率。因为严重高血糖而接受胰岛素治疗的患者，也应该接受一天 4 ~ 7 次的血糖监测，包括三餐前后和睡前的血糖，必要时监测凌晨 2:00—3:00 的血糖。如果患者诉有某个时间段的不适，应该加测这个时间段的血糖。

2. 持续葡萄糖监测（CGM）[21]

CGM 是指通过葡萄糖感应器监测皮下组织间液的葡萄糖浓度而间接反映血糖水平的监测技术，可以提供连续、全面、可靠的全天血糖信息，了解血糖波动的趋势，发现不易被传统监测方法所检测到的高血糖和低血糖。

CGM 标准化报告中的核心指标葡萄糖在目标范围内时间（TIR）、葡萄糖高于目标范围内时间（TAR）、葡萄糖低于目标范围内时间（TBR）等对血糖控制的临床评估有较大价值。近年来，TIR 受到了广泛关注。TIR 以 24 h 内葡萄糖在目标范围（成人非妊娠状态通常为 3.9 ~ 10.0 mmol/L）内的时间（min）或其所占的百分比（%）表示。最近的多项观察性研究发现，TIR 与糖尿病微血管并发症、心血管疾病的替代标记物、妊娠结局以及全因死亡及心血管死亡显著相关，提示 TIR 可作为评估血糖控制的有效指标。目前推荐大多数 T1DM 及 T2DM 患者的 TIR 控制目标为 > 70%，同时应强调控制目标的个体化，TIR、TAR 及 TBR 的推荐控制目标见表 2-3-16。

表 2-3-16　成人 T1DM、T2DM、老年及高危糖尿病、妊娠期糖尿病患者 TIR、TBR 及 TAR 推荐控制目标值

糖尿病人群	TIR		TBR		TAR	
	葡萄糖范围 /（mmol/L）	控制目标占比（每日时间）	葡萄糖范围 /（mmol/L）	控制目标占比（每日时间）	葡萄糖范围 /（mmol/L）	控制目标占比（每日时间）
T1DM 患者 T2DM 患者	3.9 ~ 10.0	> 70%（> 16 h 48 min）	< 3.9	< 4%（< 1 h）	> 10.0	< 25%(< 6 h）
			< 3.0	< 1%（< 15 min）	> 13.9	< 5%（< 1 h 12 min）
老年、高危糖尿病ª 患者	3.9 ~ 10.0	> 50%（> 12 h）	< 3.9	< 1%（< 15 min）	> 13.9	< 10%（< 2 h 24 min）
妊娠期糖尿病患者	3.5 ~ 7.8	> 70%（> 16 h 48 min）	< 3.5	< 4%（< 1 h）	> 7.8	< 25%（< 6 h）

注：T1DM—1 型糖尿病；T2DM—2 型糖尿病；TIR—葡萄糖在目标范围内时间；TBR—低血糖时间；TAR—高血糖时间。T1DM 和 T2DM 特指成人非妊娠状态患者。

a 高危糖尿病患者包括高龄、并发症及合并症多、需要特殊护理等临床情况的患者。

糖尿病患者佩戴 CGM 的注意事项：

● 重度水肿、感染、末梢血液循环障碍患者不适合监测组织间液或毛细血管葡萄糖水平，建议评估静脉血糖；

● 另外，为确保监测结果可靠性，糖尿病患者应正确佩戴传感器并注意仪器保养，在佩戴期间远离强磁场，避免核磁共振等影像学检查。

3. 糖化血红蛋白（HbA₁c）

HbA₁c 是人体血液中红细胞内的血红蛋白与血糖结合的产物。血糖和血红蛋白结合生成糖化血红蛋白是不可逆反应，且反应速率与血糖浓度成正比。糖化血红蛋白（HbA₁c）是国际公认的评估长期血糖控制水平的"金标准"，HbA₁c 测试通常可以反映患者近 2 ~ 3 个月的平均血糖控制情况。每 3 ~ 6 个月需要检测 HbA₁c。给予 T2DM 患者个体化饮食

指导，有利于提高 HbA_{1c} 达标率，加强控制 HbA_{1c} 对 T2DM 患者健康重要性的宣教，加强基层糖尿病管理能力建设，提高患者治疗的精准性和依从性，进而提高控制率，预防和延缓各类并发症的发生。从餐后血糖与 HbA_{1c} 的关系这一角度分析，指南推荐同时针对餐后和空腹血糖治疗是达到良好血糖控制的重要策略[22]。

4. 糖化白蛋白（GA）[21]

糖化血清蛋白（GSP）是血中葡萄糖与血浆蛋白（约 70% 为白蛋白）发生非酶促反应的产物。由于白蛋白在体内的半衰期较短，约 17 ～ 19 d，所以 GSP 水平能反映糖尿病患者检测前 2 ～ 3 周的平均血糖水平。因为 GSP 特异性差，目前逐渐被 GA 取代。GA 是在 GSP 基础上进行的定量测定，它利用血清糖化白蛋白占血清总白蛋白的百分比来代表 GA 的水平，去除了血清白蛋白水平对检测结果的影响，因此较 GSP 更精准。

GA 在临床应用的时间相对较短，目前尚缺乏公认的正常值。通常认为 GA 测定可反映患者近 2 ～ 3 周内的平均血糖水平，是评价患者短期血糖控制情况的良好指标，尤其是糖尿病患者治疗方案调整后的疗效评价（如短期住院治疗的糖尿病患者的疗效评价）GA 比 HbA_{1c} 更具有临床参考价值[23]。GA 和 HbA_{1c} 联合测定有助于判断高血糖的持续时间，可作为既往是否患有糖尿病的辅助检测方法，从而客观评估血糖水平异常发生的时间及严重程度以指导诊治。

（二）体重监测

肥胖，特别是中心性肥胖是 T2DM 独立的高危因素。肥胖时，靶组织细胞胰岛素受体减少、亲和力下降，导致胰岛素敏感性下降；肥胖使肝糖输出增多、糖异生增加、游离脂肪酸水平升高，会导致胰岛素抵抗，脂肪细胞要消耗比正常多出 5 倍以上的胰岛素，出现糖耐量减低、高胰岛素血症和代谢紊乱；肥胖也是糖尿病微血管病变、大血管病变、高血压和肝胆疾病的高危因素。因此，糖尿病患者应该定期监测体重、体重指数和腰围，以减少慢性并发症的发生风险，指导胰岛素用量，做到合理使用，调整临床治疗策略。注射胰岛素的患者通常体重会增加，不过每个人增加的程度不同；也有的人体重变化不大。目前国际上多用体重指数（BMI）和腰围来评估患者的体重是否合理，以鉴别患者属于肥胖、超重、消瘦还是正常。

1. 体重指数

BMI 计算方法为 BMI = 体重（kg）÷[身高（m）]^2，其单位为 kg/m^2。中国成年人体重指数：< 18.5 kg/m^2 为体重过低，18.5 ～ 23.9 kg/m^2 为正常体重，24.0 ～ 27.9 kg/m^2 为超重，≥ 28.0 kg/m^2 为肥胖。

2. 腰围

对于一些肌肉发达的患者，单用 BMI 的指标判断肥胖不够准确，需要加测腰围。男性腰围 ≥ 90 cm、女性 ≥ 85 cm 为中心性肥胖或腹性肥胖。如体重指数正常，但腰围超标，也属肥胖。

3. 腰臀比

腰臀比是腰部围度与臀部围度的比值，计算方法为腰围 / 臀围，是评价中心性肥胖的重要指标。中国肥胖男性的腰臀比 ≥ 0.90，肥胖女性的腰臀比 ≥ 0.85。

四、特殊阶段患者教育管理要求

（一）妊娠女性

妊娠期间高血糖的主要危害是围产期母婴临床结局不良和死亡率升高，包括母亲发展为 T2DM、胎儿在宫内发育异常、新生儿畸形、巨大儿（增加母婴在分娩时发生合并症与创伤的危险）和新生儿低血糖发生的风险增加等。一般来讲，糖尿病患者合并妊娠时血糖水平波动较大，血糖较难控制，大多数患者需要使用胰岛素控制血糖。相反，妊娠糖尿病患者的血糖波动相对较小，血糖容易控制，多数患者可通过严格的饮食计划和运动使血糖得到满意控制，仅部分患者需要使用胰岛素控制血糖。

1. 妊娠期间胰岛素的使用

（1）治疗指征 [24]

①建议 PGDM 孕妇孕前或早孕期改用胰岛素控制血糖，推荐采用基础胰岛素（长效或中效）联合餐前超短效或短效胰岛素的强化胰岛素治疗方案。

② GDM 孕妇饮食加运动管理血糖不达标，或调整饮食后出现饥饿性酮症、增加热量摄入血糖又超过妊娠期控制标准者，应及时加用胰岛素治疗。

（2）治疗途径

胰岛素泵治疗或胰岛素皮下注射。目前我国可用于妊娠期间的胰岛素包括所有的人胰岛素（短效、中效及预混的人胰岛素）、胰岛素类似物（门冬胰岛素、赖脯胰岛素、地特胰岛素及德谷胰岛素） [11]。妊娠期胰岛素应用方案：对于空腹及餐后血糖均升高，推荐三餐前短效 / 速效胰岛素联合中效 / 地特 / 德谷胰岛素治疗。由于孕期胎盘引起的胰岛素抵抗导致的餐后血糖升高更为显著，预混胰岛素应用存在局限性，不作为常规推荐。

（3）注意事项：对妊娠期间使用胰岛素者，应密切关注营养；与糖尿病专科医护人员经常联系；孕期一般每 2 ~ 4 个星期复诊一次；有条件者，每日测量血糖 4 ~ 6 次或动态血糖监测。

2. 分娩期和围手术期胰岛素的使用[24]

手术前后、产程中、产后非正常饮食期间停用皮下注射胰岛素,改用胰岛素静脉滴注,避免出现高血糖或低血糖。手术前、产程中或手术中每 1 ~ 2 h 必须测定血糖水平,根据血糖水平维持小剂量胰岛素静脉滴注。产前血糖较高的产妇,应注意新生儿是否有低血糖,以及时处理。

3. 产后胰岛素的使用原则

妊娠期应用胰岛素的产妇剖宫产术后禁食或未能恢复正常饮食期间,予静脉输液,胰岛素与葡萄糖比例为 1∶6 ~ 1∶4,同时监测血糖水平及尿酮体,根据检测结果决定是否应用或调整胰岛素的用量。妊娠期应用胰岛素者,一旦恢复正常饮食,及时行血糖监测。血糖明显异常者,应用胰岛素皮下注射,产后根据血糖水平调整并减少胰岛素剂量。

（二）儿童、青少年

1. 血糖控制目标设定[25]

表 2-3-17　儿童、青少年血糖控制目标

建议单位 / %	HbA$_{1c}$ / %	血糖 /（mmol/L）			
		餐前	餐后	睡前	夜间
ISPAD	＜ 7.0	4.0 ~ 7.0	5.0 ~ 10.0	4.4 ~ 7.8	4.5 ~ 9.0
ADA	＜ 7.5	5.0 ~ 7.2	—	5.0 ~ 8.3	—

注：对于 1 型糖尿病的儿童、青少年患者，设定血糖目标时，考虑患者年龄因素。
ISPAD—国际青少年糖尿病联盟；ADA—美国糖尿病协会。

2. 1型糖尿病患者的胰岛素治疗[26]

（1）推荐 T1DM 患者优先使用每日多次胰岛素注射（MDI）或持续皮下胰岛素输注（CSII）方案进行治疗。

（2）推荐 T1DM 患者使用胰岛素类似物以降低低血糖风险。

（3）T1DM 患者的胰岛素剂量设定及调整应个体化。

（4）T1DM 患者应学会并使用碳水化合物计数（CC）法，灵活调整餐时胰岛素剂量，以减少餐后血糖波动。

3. 儿童、青少年糖尿病使用胰岛素的心理管理

心理治疗和教育是糖尿病患儿综合治疗非常重要的一部分，是促进患儿健康成长的关键环节，社会、学校和家庭都应给予糖尿病儿童更多的关心和爱护[2]。

（1）儿童

由于早先预防接种带来的疼痛经历和一些关于胰岛素注射的社会负面信息，儿童及其父母在开始胰岛素治疗时，通常会感到焦虑。此外，医护人员及患儿父母表达出的焦虑情绪也会传递给孩子。因此，在确诊为糖尿病时，可以让儿童和父母自行注射生理盐水、胰岛素稀释溶液或一个单位的胰岛素，让他们意识到注射其实是无痛（或相对而言并不痛）的，这样能够显著减轻他们的焦虑和恐惧。此外，父母的冷静与镇定对患儿是最有效的支持，事先做好充分心理准备的父母往往会较少地把焦虑传递给患儿[26]。

儿童期定义为从出生到青春期开始。推荐：对于年幼的患儿，可通过分散其注意力或采用游戏疗法（如给毛绒玩具打针）等来帮助他们消除心理障碍。对于年龄较大的患儿，则采用认知行为疗法的效果较好[27]。认知行为疗法包括放松训练、引导式图像、分级暴露、积极的行为演练、模拟与强化和激励计划。

儿童对疼痛的阈值较成人低，有时感到注射不适但不会详细表达注射时的感受，因此医护人员应主动询问其注射时是否感到疼痛[28]。

（2）青少年

医护人员应该意识到，许多青少年在开始接受胰岛素注射治疗时内心往往存在激烈的思想斗争，而且大多数青少年患者尤其不愿在同龄人面前接受注射治疗。在青少年患者中，遗漏注射的现象较为严重。尽管遗漏注射有时源于同龄人的压力、抵触情绪和惧怕疼痛等，但通常是因为单纯的遗忘[29]。此外，有部分青少年患者（尤其是一些女孩子）为控制体重进餐次数少，经常遗漏注射，医护人员也应对此有所了解。

青少年期定义为从青春期到年满 18 周岁。

观察结果：

● 要告诉青少年糖尿病患者，任何糖尿病患者都很难做到始终完美地控制血糖，偶尔的遗漏并不代表治疗失败；

● 任何提高青少年患者调节能力的方法（如：针对周末或节假日等特殊的日子，可制订较为灵活的注射时间表），均可取得积极的效果；

- 当出现胰岛素注射剂量与血糖控制水平不一致或患者体重无故减轻时，应考虑患者是否遗漏注射；

- 鼓励所有患者（尤其是青少年）主动表达出自己对注射的感受，特别是当他们因接受注射治疗感到灰心或是内心发生激烈的思想斗争时。

（3）从青少年到成人治疗的过渡

- 青少年过渡到成人期间，医疗卫生人员和家人必须认识到他们的许多弱点，并在青少年早期到中期做好准备，在过渡前至少准备1年；

- 儿科医师和成人健康保健人员应帮助青少年和刚成年的患者，为他们提供支持和联系资源。

五、特殊情况下使用胰岛素的要求

（一）住院期

1. 血糖控制目标

住院患者（包括入住内分泌科的成年糖尿病患者，其他内科、外科、急诊、重症监护科室的糖尿病或高血糖患者以及妊娠期糖尿病（GDM）或糖尿病合并妊娠患者等）发生高血糖非常普遍，制订患者的具体血糖控制目标需根据患者的疾病类型、严重程度等进行分层，遵循个体化原则，在充分评估患者病情后制订相应的血糖控制目标。一般血糖控制目标可分为严格、一般、宽松3个标准：①对于新诊断、非老年、无并发症及伴发疾病，降糖治疗无低血糖风险的糖尿病患者，以及拟行整形手术等精细手术的患者，住院期间建议严格控制血糖；②伴有稳定心脑血管疾病的高危人群，如具有高危心脑血管疾病风险（10年心血管风险＞10%）者，包括大部分＞50岁的男性或＞60岁的女性合并1项危险因素（即心血管疾病家族史、高血压、吸烟、血脂紊乱或蛋白尿）者、使用糖皮质激素的患者、择期行手术治疗的患者以及外科重症监护室的危重症患者，建议选择一般血糖控制目标；③对于低血糖高危人群，如糖尿病病程＞15年、存在无感知性低血糖病史、有严重伴发病（如肝肾功能不全）、全天血糖波动大并反复出现低血糖的患者，以及因心脑血管疾病入院、有中重度肝肾功能不全、75岁以上、预期寿命＜5年（如患癌症等）、存在精神及智力障碍、行急诊手术、行胃肠内或外营养以及内科重症监护室的危重症患者，可使用宽松的血糖控制目标[30]。3种控制目标的标准参照表2-3-18。

表 2-3-18　住院糖尿病患者的血糖管理目标分层

单位：mmol/L

血管管理目标	空腹或餐前血糖	餐后 2 h 或随机血糖
严格	4.4 ~ 6.1	6.1 ~ 7.8
一般	6.1 ~ 7.8	7.8 ~ 10.0
宽松	7.8 ~ 10.0	7.8 ~ 13.9

2. 胰岛素治疗方案[30]

补液和胰岛素的应用有利于最大程度地逆转病情。在积极补液有效改善组织灌注的同时，给予小剂量短效胰岛素静脉滴注。开始时按每小时每千克体重计算胰岛素的剂量 0.1 U/(kg·h)，每小时监测血糖。之后根据血糖下降速度调整胰岛素的剂量，血糖下降速度一般控制在每小时降低 3.9 ~ 6.1 mmol/L 为宜。如第 1 个小时血糖下降不明显，且脱水已基本纠正，胰岛素剂量可加倍。当血糖降至 13.9 mmol/L 时，胰岛素剂量减至 0.05 ~ 0.1 U/(kg·h)，使血糖稳定在 8.0 ~ 13.9 mmol/L。观察病情，临床症状缓解、消化道症状基本消失、能少量进食后，需在皮下注射基础胰岛素（即中效胰岛素或长效胰岛素类似物），1 ~ 2 h 后方可停止胰岛素静脉滴注。静脉输注胰岛素转皮下胰岛素注射时，可选择每日多次胰岛素皮下注射（MDI）或持续皮下胰岛素输注（CSII）。不能正常进食者，可仅给予基础胰岛素或 CSII 的基础量，每 4 ~ 6 h 监测血糖。

（二）围手术期[11]

围手术期患者常处在应急状态，血糖均会有不同程度的升高。特别是糖尿病患者更为突出。高血糖可造成感染发生率增加，伤口愈合延迟，住院时间延长，影响患者的远期预后。可是，过于严格的血糖控制亦可造成低血糖发生率增加，导致心、脑血管事件发生。因此，对围手术期血糖进行规范管理是患者术后临床获益的保障。围手术期血糖的正确处理需要根据每个患者的情况进行个体化管理，特别是药物合理使用扮演着重要角色，不同时期胰岛素应用对血糖管理更为重要。

1. 术前

对于多数围手术期糖尿病患者，推荐的血糖控制目标为 7.8 ~ 10.0 mmol/L[31-34]；对少数患者（如低血糖风险低、拟行心脏手术者及其他精细手术者）可建议更为严格的血糖控制目标，即 6.1 ~ 7.8 mmol/L[35-36]；而对于存在严重合并症或低血糖风险高的患者，可将血糖控制目标放宽到 10.0 ~ 13.9 mmol/L[37-38]。

（1）一般状况及手术的类型决定是否需要停用之前的口服降糖药物以及是否需要胰岛素治疗。对于需要禁食的手术，在进行手术当日清晨，停用口服降糖药物，给予胰岛素治疗。在禁食期间，每 4 ~ 6 h 进行血糖检测，超过血糖控制目标时给予胰岛素治疗。口服降糖药血糖控制不佳及接受大中手术的患者应及时改为胰岛素治疗。基础胰岛素联合餐时胰岛素可以有效改善血糖控制。关于基础胰岛素的剂量调整，手术当天早上应给予原剂量 60% ~ 80% 的长效胰岛素或原剂量 50% 的中效胰岛素，停用所有的速效或短效胰岛素。

（2）急诊手术：主要评估血糖水平和有无酸碱、水、电解质平衡紊乱。如果存在，推荐先纠正代谢紊乱，使 pH 和渗透压接近正常后再进行手术。如手术有利于减轻或缓解危急病情，无须在术前严格设定血糖控制目标，应尽快做术前准备，并同时给予胰岛素控制血糖，推荐予胰岛素静脉输注治疗。

2. 术中处理

（1）对于仅需单纯饮食治疗或小剂量口服降糖药即可使血糖控制达标的 T2DM 患者，在接受小手术时，术中不需要使用胰岛素。

（2）在大中型手术术中，需静脉输注胰岛素，并加强血糖监测。术中血糖波动风险高，低血糖表现难以发现，应每 1 ~ 2 h 监测一次血糖。危重患者、大手术或持续静脉输注胰岛素的患者每 0.5 ~ 1 h 监测一次血糖。体外循环手术中，降温复温期间血糖波动大，应每 15 min 监测一次。血糖 ≤ 100 mg/dL (5.6 mmol/L) 或下降速度过快时，应增加监测频率。血糖 ≤ 70 mg/dL（3.9 mmol/L）时每 5 ~ 15 min 监测一次，直至血糖恢复至 100 mg/dL（5.6 mmol/L）以上。推荐围术期血糖控制目标为 7.8 ~ 10.0 mmol/L。术中可同时输注 5% 葡萄糖注射液，输注速度为 100 ~ 125 mL/h，以防止低血糖[39]。葡萄糖 - 胰岛素 - 钾联合输入是代替分别输入胰岛素和葡萄糖的简单方法，需根据血糖变化及时调整葡萄糖与胰岛素的比例。

3. 术后处理

（1）在患者恢复正常饮食前仍给予胰岛素静脉输注，术后胰岛素输注应继续维持 24 h 以上，同时补充葡萄糖，保持随机血糖在 7.8 ~ 10.0 mmol/L。恢复正常饮食后可以胰岛素皮下注射。对不能进食的患者可仅给予基础胰岛素；对正常进餐者推荐予基础胰岛素联合餐时胰岛素的治疗方案，也可考虑使用胰岛素泵持续皮下胰岛素输注（CSII）治疗，在血糖达标的同时可减少血糖波动。

（2）对于术后需要重症监护或机械通气的患者，如血浆葡萄糖远远大于 10.0 mmol/L，应通过持续静脉胰岛素输注将血糖控制在 7.8 ~ 10.0 mmol/L 比较安全。中、小手术后一般的血糖控制目标为空腹血糖 6.1 ~ 7.8 mmol/L、随机血糖 7.8 ~ 10.0 mmol/L。既往血糖控制良好的患者可考虑更严格的血糖控制，同样应注意防止低血糖的发生。

（三）月经期

许多患有糖尿病的妇女在月经期前后均有血糖波动的情况。该血糖的波动与诸多因素有关，如行为改变（饮食增加）、激素变化（月经前期高激素水平增加妇女对胰岛素的要求）。因此，月经期的糖尿病患者年龄越轻血糖变化越大，可能需要调整胰岛素剂量；而年长的糖尿病妇女月经期血糖也会有改变但幅度相对较小，也可能需要调整胰岛素剂量达到血糖控制目标。

多数糖尿病妇女在行经前几天少吃多餐，不改变胰岛素的用量，血糖也可控制得较好。建议患者在月经期内加强血糖监测，并在必要时遵医嘱调整胰岛素剂量。

（四）外出进餐

糖尿病患者难免外出参加朋友聚会就餐。如果外出就餐，一定要弄清胰岛素注射与进餐时间的要求。

1. 遵循注射胰岛素时间与进餐时间的要求

使用短效人胰岛素或预混人胰岛素的患者，为了使胰岛素的吸收峰值和进食后血糖峰值相吻合，更好地发挥药效，应在餐前 30 min 注射胰岛素，这就需要就餐时间相对固定。速效胰岛素类似物起效迅速，可紧邻餐前注射或餐后立即用药，就餐时间相对灵活，方便患者生活。建议外出就餐患者到餐馆后注射胰岛素，最好是见到饭菜后注射，以免进餐不及时，发生低血糖。注射胰岛素后切忌在等候进餐期间运动或做家务等，以防运动过量或延误进餐导致低血糖。

2. 坚持基本定量进餐

使用人胰岛素的患者还需要定量进餐，以免胰岛素剂量和进餐量不匹配，导致血糖波动。在胰岛素剂量不变的情况下，进食过少易发生低血糖；进食过多，胰岛素作用不够，血糖会升高。

3. 坚持糖尿病饮食

切忌因外出就餐放纵进食，随意加大胰岛素剂量。避免有些糖尿病患者认为打上胰岛素就可以不控制饮食了。

（五）旅行[28]

1. 旅行前的准备

（1）健康准备：旅行前监测血糖，做好健康评估，确保健康状态适合外出旅行。保证旅行期间血糖水平控制良好。如果病情不稳定，血糖持续偏高、剧烈波动或伴有严重感染、DKA等合并症及并发症则禁忌旅行。

（2）物品准备：根据注射方式准备好注射装置（胰岛素注射笔、针头或胰岛素泵管路等）、酒精棉片和棉签；根据血糖监测方式准备血糖仪、血糖试纸（如果是CGM则准备好探头和发射器）；备足所需胰岛素，放在隔热保温的旅行袋或保温瓶中，不应托运。到炎热地区旅行，到旅馆后应及时将胰岛素存放在冰箱冷藏室中。另外还需带上病历本、诊断证明、低血糖食物和足部护理所需物品等特殊情况下需要急用的物资。

（3）环境准备：事先了解旅游地的天气、温湿度、海拔高度、时差、饮食、酒店配置、周边医疗资源等。

2. 旅行中注意事项

（1）外出时要随身携带水果、糖块、饼干等甜品，以防低血糖。

（2）熟记当地的救援和求助电话，随身携带急救卡，注明旅行者为糖尿病患者、患者姓名及家人联系电话（用当地语言书写）。出国旅游时，应同时用所在国家的语言写下患者的联络方式，并告知同行人员患者有糖尿病。

（3）尽量定时定量用餐，准时注射胰岛素。可采用CGM或毛细血管血糖监测，并适当增加血糖监测频率。如果活动量与平时相差较大，注意调整胰岛素剂量和碳水化合物的摄入量。

（4）提前了解次日行程，做好相应的防晒、保暖安全措施，量力而行。

（5）去海边避免赤脚在热沙滩行走，避免脚部皮肤破损而诱发感染。

（六）遗漏注射胰岛素

各类胰岛素遗漏注射的处理方法不同，当发现胰岛素遗漏注射时，应根据所注射胰岛素种类的补打方法，慎重考虑是否要补充注射，以免引发低血糖等。

1. 基础胰岛素的遗漏注射处理

（1）使用中效胰岛素治疗的患者若忘记注射，不建议第2天追加注射剂量，以免发生低血糖[18]。

（2）使用长效胰岛素（德谷胰岛素、甘精胰岛素）治疗的患者如果忘记给药，不能通过注射双倍的剂量来补上漏掉的一剂。若患者漏打德谷胰岛素，一经发现，可立即补打给药，下一次注射时间应与补打时间间隔 8 h 以上，以后恢复常规的每日 1 次给药方案；若患者漏打甘精胰岛素，在漏打的 3 h 内立即补打，之后检测血糖并恢复常规每天给药 1 次的方案。

2. 餐时胰岛素的遗漏注射处理

使用餐时胰岛素（短效胰岛素、超短效胰岛素类似物）治疗的患者，若饭后想起餐前未注射，可在 30 min 内按原剂量补打注射；若超过了 30 min，不建议补打注射。切记不可将漏打剂量与下次应注射剂量合并注射，以免造成低血糖 [26]。

3. 预混胰岛素的遗漏注射处理

使用预混胰岛素（预混人胰岛素、预混胰岛素类似物）治疗的患者发现遗漏注射后，不建议补打，以免发生严重低血糖 [18]。

4. 双胰岛素类似物的遗漏注射处理

使用双胰岛素类似物（即德谷门冬双胰岛素）治疗的患者若忘记注射，可在当天下一次主餐时补打注射，此后维持原注射方案。患者不得为了补打遗漏剂量而进行额外给药 [40]。

5. 基础胰岛素 GLP-1RA 联合制剂的遗漏注射处理

使用德谷胰岛素利拉鲁肽注射液治疗的患者，一经发现遗漏注射立即补打，并恢复常规的每日 1 次注射方案；两次注射之间应至少保证间隔 8 h[41]。使用甘精胰岛素利司那肽注射液治疗的患者如果遗漏注射，应于下一餐前 1 h 内补打注射 [42]。

参考文献

[1] American Diabetes Association. 5. Facilitating behavior change and well-being to improve health outcomes: standards of medical care in diabetes-2020[J]. Diabetes Care, 2020, 43(Suppl 1): S48-S65.

[2] Diabetes Control and Complications Trial Research Group, Nathan D M, Genuth S, et al. The effect of intensive treatment of diabetes on the development and progression of long-term complications in insulin-dependent diabetes mellitus[J]. The New England Journal of Medicine, 1993, 329(14): 977-986.

[3] Holman R R, Paul S K, Bethel M A, et al. 10-year follow-up of intensive glucose control in type 2 diabetes[J]. The New England Journal of Medicine, 2008, 359(15): 1577-1589.

[4] Group A C, Patel A, MacMahon S, et al. Intensive blood glucose control and vascular outcomes in patients with type 2 diabetes[J]. The New England Journal of Medicine, 2008, 358(24): 2560-2572.

[5] Gerstein H C, Miller M E, Byington R P, et al. Effects of intensive glucose lowering in type 2 diabetes[J].New England Journal of Medicine, 2008, 358(24): 2545-2559.

[6] Duckworth W, Abraira C, Moritz T, et al. Glucose control and vascular complications in veterans with type 2 diabetes[J]. The New England Journal of Medicine, 2009, 360(2): 129-139.

[7] Stratton I M, Adler A I, Neil H A, et al. Association of glycaemia with macrovascular and microvascular complications of type 2 diabetes (UKPDS 35): Prospective observational study[J]. BMJ, 2000, 321(7258): 405-412.

[8] Shichiri M, Kishikawa H, Ohkubo Y, et al. Long-term results of the Kumamoto Study on optimal diabetes control in type 2 diabetic patients[J]. Diabetes Care, 2000, 23(Suppl 2): B21-B29.

[9] Inzucchi S E, Bergenstal R M, Buse J B, et al. Management of hyperglycaemia in type 2 diabetes, 2015: A patient-centred approach. Update to a Position Statement of the American Diabetes Association and the European Association for the Study of Diabetes[J]. Diabetologia, 2015, 58(3): 429-442.

[10] Garber A J, Abrahamson M J, Barzilay J I, et al. Consensus statement by the American association of clinical endocrinologists and American college of endocrinology on the comprehensive type 2 diabetes management algorithm-2017 executive summary[J]. Endocrine Practice: Official Journal of the American College of Endocrinology and the American Association of Clinical Endocrinologists, 2017, 23(2): 207-238.

[11] 中华医学会糖尿病学分会. 中国2型糖尿病防治指南（2020 年版）[J]. 中华糖尿病杂志，2021, 13(4): 315-409.

[12] 中华糖尿病杂志指南与共识编写委员会. 中国糖尿病药物注射技术指南(2016年版)[J]. 中华糖尿病杂志，2017, 9(2): 79-105.

[13]《儿童青少年糖尿病营养治疗专家共识版》编写委员会，巩纯秀. 儿童青少年糖尿病营养治疗专家共识(2018版)[J]. 中华糖尿病杂志，2018, 10(9): 569-577.

[14] 中华医学会糖尿病学分会，国家基层糖尿病防治管理办公室. 国家基层糖尿病防治管理手册(2022)[J]. 中华内科杂志，2022, 61(7): 717-748.

[15] 中华医学会《中华全科医师杂志》编辑委员会，《基层型糖尿病胰岛素应用专家共识》编写专家组. 基层2型糖尿病胰岛素应用专家共识[J]. 中华全科医师杂志，2021, 20(7): 726-736.

[16] 程经纬，乔军军，尹振，等.《2022 ISPAD临床实践共识指南：儿童和青少年糖尿病患儿运动》解读[J]. 中国全科医学，2023, 26(30): 3719-3724, 3752.

[17] Riddell M C, Gallen I W, Smart C E, et al. Exercise management in type 1 diabetes: A consensus statement[J]. The Lancet Diabetes & Endocrinology, 2017, 5(5): 377-390.

[18] 刘超，时立新，赵志刚，等. 预混胰岛素临床应用专家共识(2016年版)[J]. 药品评价，2016, 13(9): 5-11.

[19] 朱大龙，赵维纲，匡洪宇，等. 德谷门冬双胰岛素临床应用专家指导意见[J]. 中华糖尿病杂志，2021, 13(7): 695-701.

[20] 中华医学会糖尿病学分会. 中国血糖监测临床应用指南(2015年版)[J]. 中华糖尿病杂志，2015, 7(10): 603-613.

[21] 中华医学会糖尿病学分会. 中国血糖监测临床应用指南(2021年版)[J]. 中华糖尿病杂志，2021, 13(10): 936-948.

[22] 周健，贾伟平. 2011国际糖尿病联盟餐后血糖管理指南解读[J]. 中国医学前沿杂志(电子版)，2012, 4(3): 75-78.

[23] Takahashi S, Uchino H, Shimizu T, et al. Comparison of glycated albumin (GA) and glycated hemoglobin (HbA1c) in type 2 diabetic patients: Usefulness of GA for evaluation of short-term changes in glycemic control[J]. Endocrine Journal, 2007, 54(1): 139-144.

[24] 中华医学会妇产科学分会产科学组，中华医学会围产医学分会，中国妇幼保健协会妊娠合并糖尿病专业委员会. 妊娠期高血糖诊治指南(2022)[第二部分][J]. 中华妇产科杂志，2022, 57(2): 81-90.

[25] 中华医学会儿科学分会内分泌遗传代谢学组，中华儿科杂志编辑委员会. 中国儿童1型糖尿病标准化诊断与治疗专家共识(2020版)[J]. 中华儿科杂志，2020, 58(6): 447-454.

[26] 中华医学会糖尿病学分会，中国医师协会内分泌代谢科医师分会，中华医学会内分泌学分会，等. 中国1型糖尿病诊治指南(2021版)[J]. 中华糖尿病杂志，2022, 14(11): 1143-1250.

[27] Cocoman A, Barron C. Administering subcutaneous injections to children: What does the

evidence say?[J]. Journal of Children's and Young People's Nursing, 2008, 2(2): 84-89.

[28] Karlegard M, Eldholm S, Lindblad B, et al. Stickradsla hos barn och ungdomar med diabetes (Fear of injection in children and adolescents with diabetes)[J]. Sv Lakaresallskapets Handlingar Hygiea, 2001, 110: 301.

[29] Robertson K, Adolfsson P, Riddell M C, et al. Exercise in children and adolescents with diabetes[J]. Pediatr Diabetes, 2008, 9(1): 65-77.

[30] 中国医师协会内分泌代谢科医师分会，中国住院患者血糖管理专家组. 中国住院患者血糖管理专家共识[J]. 中华内分泌代谢杂志，2017, 33(1): 1-10.

[31] American Diabetes Association. 15. Diabetes care in the hospital: standards of medical care in diabetes-2020[J]. Diabetes Care, 2020, 43(Suppl 1): S193-S202.

[32] Moghissi E S, Korytkowski M T, DiNardo M, et al. American association of clinical endocrinologists and American diabetes association consensus statement on inpatient glycemic control[J]. Diabetes Care, 2009, 32(6): 1119-1131.

[33] Umpierrez G E, Hellman R, Korytkowski M T, et al. Management of hyperglycemia in hospitalized patients in non-critical care setting: An endocrine society clinical practice guideline[J]. The Journal of Clinical Endocrinology and Metabolism, 2012, 97(1): 16-38.

[34] Umpierrez G E, Pasquel F J. Management of inpatient hyperglycemia and diabetes in older adults[J]. Diabetes Care, 2017, 40(4): 509-517.

[35] American Diabetes Association. Erratum. diabetes care in the hospital. sec. 14. in Standards of medical care in diabetes-2017. diabetes care 2017;40(suppl. 1);S120-S127[J]. Diabetes Care, 2017, 40(7): 986.

[36] Umpierrez G, Cardona S, Pasquel F, et al. Randomized controlled trial of intensive versus conservative glucose control in patients undergoing coronary artery bypass graft surgery: GLUCO-CABG trial[J]. Diabetes Care, 2015, 38(9): 1665-1672.

[37] Bláha J, Mráz M, Kopecký P, et al. Perioperative tight glucose control reduces postoperative adverse events in nondiabetic cardiac surgery patients[J]. The Journal of Clinical Endocrinology & Metabolism, 2015, 100(8): 3081-3089.

[38] Sathya B, Davis R, Taveira T, et al. Intensity of peri-operative glycemic control and postoperative outcomes in patients with diabetes: A meta-analysis[J]. Diabetes Research and Clinical Practice, 2013, 102(1): 8-15.

[39] 中华医学会麻醉学分会. 围术期血糖管理专家共识(2020版)[EB/OL]. [2021-07-15]. http://www.csahq.cn/guide/detail1646.html.

[40] 德谷门冬双胰岛素注射液说明书.

[41] 德谷胰岛素利拉鲁肽注射液说明书.

[42] 甘精胰岛素利司那肽注射液说明书.

第四节

胰岛素注射技术的指导

在糖尿病的治疗中，胰岛素扮演着重要的角色，然而，要达到胰岛素治疗应有的效果，掌握正确的胰岛素注射技术也是至关重要的。规范的注射技术能帮助患者取得更有效的治疗效果，正确的注射技术包括选择合适长度的针头、注射部位的轮换、注射的角度、深度和捏皮肤的手法、避免肌肉注射、器具的合理处理方案等，这些对获得良好的血糖控制具有重要作用。因此在确认患者已经知道胰岛素的类型、注射剂量、注射时间等信息的同时，也必须确认其掌握正确的胰岛素注射技术。

一、胰岛素的购买

胰岛素是处方药，患者须凭医生的处方在医院药房取药或药店购买，并仔细核对是否与医生的处方相符。当需要再次购买胰岛素时，最好把上次的胰岛素包装盒带来，以便医生能准确地开处方。

为保证降糖药物的质量，基于胰岛素的保存条件，邮寄、没有冷链支持的快递等购买方式均不能保证质量。建议糖尿病患者通过正规渠道（比如医院、正规药店）购买胰岛素。购买时要注意保质期，并根据说明书的要求将胰岛素保存好。切忌使用其他人剩余或赠予的胰岛素。

二、胰岛素的保存

不同胰岛素产品的有效期和储存要求不尽相同，须参照各自产品说明书保存。无论是未使用的胰岛素产品还是正在使用的胰岛素产品，超出有效期或使用期限必须丢弃，切勿使用。

胰岛素作为蛋白质类激素，其保存对温度的要求是较为严格的。适合的胰岛素保存温度为 2 ~ 8℃，未开封的胰岛素可以放置于冰箱冷藏室小储藏盒内，勿放于冰箱门上或贴近冰箱后壁的地方保存（建议：冰箱内配有温度计，温度保持在 2 ~ 8℃）。在这种环境下,胰岛素的生物学活性可以保持2～3年。温度过低时,胰岛素因蛋白质凝固变性,形成结晶体,使之失效,因此不能将胰岛素置于2℃以下的环境中(切勿冷冻)。温度过高会影响胰岛素的稳定性和有效性。高温时,胰岛素因蛋白质发生变性,可能形成某些沉淀或丝状纤维。因此,胰岛素保存时应避免受热及阳光照射,一定不要把胰岛素(或装有胰岛素的注射装置,如注射笔等)放在高温环境中(如受到阳光直射的窗台,能够产生热量的电脑、电视机、电饭锅等附近)。患者在每次使用胰岛素前必须肉眼检查其外观和性状,如果发现外观异常则应停止使用[1]。

1. 正在使用的胰岛素保存

启封的瓶装胰岛素、胰岛素笔芯(注射针头刺穿橡胶塞后)可在一般室温下(20℃左右,不超过25℃～30℃)保存30 d。这个时间足够让绝大多数患者安全用完一整瓶或一整支胰岛素。正在使用的胰岛素不建议冷藏保存,这是由于室温下胰岛素产品的稳定性更好,更容易混匀,也使得胰岛素注射更加舒适,而反复的温度高低变化会影响胰岛素的效能[1]。

2. 低温对胰岛素的不良影响

很多患者对胰岛素不耐高温有所了解,但是对低温对胰岛素的影响却并不熟悉。其实,胰岛素也不能经受低温。冷冻结冰会使胰岛素变性,从而失效。即使解冻,胰岛素也不可再使用。所以,胰岛素绝不能冷冻。一旦发现胰岛素已经结冰,则应该丢弃,换用新的胰岛素,以免造成血糖不可控制地增高。从冰箱中取出一支新的胰岛素时,要注意观察有无结冰现象,以免不经意间使用了失效的胰岛素。另外,为保障安全,需每天检查冰箱的温度[1]。

3. 特殊环境下的保存

外出旅游时携带胰岛素应避免过冷、过热及反复震荡,最好能随身携带一个保温箱或保温袋。乘坐飞机旅行时,胰岛素和其他降糖药物应装入患者随身携带的包中,千万不可随行李托运,以免因托运舱温度过低致使胰岛素变性,或因托运行李延误/丢失耽误胰岛素注射[1]。

三、胰岛素的注射装置

（一）胰岛素专用注射器

1. 规格与应用特点

一种专用于胰岛素注射的 1 mL 注射器。注射器上标有胰岛素单位（U）刻度，分为
U-40 和 U-100 两种规格[2]。第一种规格最常用，即刻度是按 U-40(40 U/mL) 的浓度
规格设计的，一个格代表一个单位，刻度标识为 U，无须换算，适用于各类瓶装规格胰岛素
(400 U/10 mL，图 2-4-1 左)；第二种规格刻度是按 U-100(100 U/mL) 的浓度规格设计的，
一个小格代表两个单位，适用于各类胰岛素笔芯装规格胰岛素 (300 U/3 mL，图 2-4-1 右)。
患者使用时比较方便，但较难精确至 0.5 U 的剂量，容易引起错误，同时操作步骤较烦琐。
需注意甘精胰岛素 U300 均不能使用上述两种胰岛素注射器进行注射。

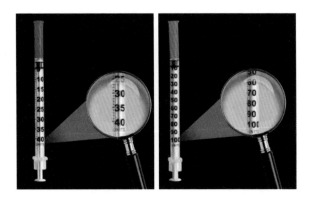

图 2-4-1　胰岛素专用注射器（左 U-40、右 U-100）

2. 使用注意事项

（1）注意无菌操作。注射前操作者一定要洗手，并准备好胰岛素药瓶、注射器和
75% 酒精棉球等注射所需的用品。抽取胰岛素前，应先用酒精棉球消毒注射液瓶盖，
待酒精干后方可抽取。

（2）抽取预混胰岛素时应充分摇匀后方可用注射器抽取。

（3）长、短效胰岛素抽取顺序不得颠倒。自行混合两种剂型胰岛素时，在抽取胰岛
素前，先向胰岛素瓶内注射一定的空气，量与所抽胰岛素量相当，否则抽取胰岛素时易产
生气泡，影响抽取胰岛素剂量的准确性。必须先抽短效胰岛素，再抽中效或长效胰岛素。

如果次序颠倒，会把中效或长效胰岛素混入短效胰岛素瓶内，造成胰岛素剂型改变，这瓶短效胰岛素就不能再继续使用了。

（二）耐用型胰岛素笔

1. 规格

胰岛素笔为一种笔形的胰岛素注射装置，由笔芯架、笔身、剂量按钮组成。胰岛素药液储存在笔芯中，笔芯放入笔芯架中，与笔身连接，而笔身是一个可调节剂量及进行注射的仪器，需要专用针头进行注射。专用针头为一次性针头，更细、更短，因此注射时引起的疼痛感非常轻微。患者在使用时只需把剂量按钮调节到所需要的剂量单位，然后把针头扎入皮下组织，按剂量按钮到底，即可完成注射。由于市场上胰岛素种类品牌众多，几乎每个品牌均有自己的注射笔（图2-4-2）。这些注射笔虽功能基本相同，但略有差异。

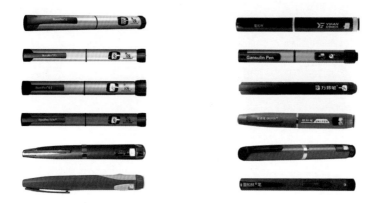

图2-4-2　胰岛素笔

2. 耐用型胰岛素笔优点（与普通注射器相比）

（1）胰岛素和注射装置合二为一，免去烦琐的抽取胰岛素的过程，更换笔芯很容易。

（2）携带方便。

（3）操作简单灵活。

（4）注射过程更加简单、隐蔽。

（5）诺和笔易儿乐®最小输注量为0.5U，其他耐用笔最小输注量为1U，前者剂量更精确。

（6）患者疼痛感更小。

（三）一次性预填充胰岛素笔

一次性预填充胰岛素笔是一种新型的预填充型胰岛素注射装置（图2-4-3）。该装置的优点是装置更简单，易教、易学、易用，节省操作时间等，可帮助提高患者治疗的依从性。

具体特点有：

（1）剂量准确：专门设计，最小输注量为1U，注射准确。

（2）读取简单：剂量视窗大而清晰，方便读取数据。

（3）易于设置：剂量旋钮双向调节，容易设置。

（4）易于操作，无须安装笔芯。

（5）易于识别：每种产品都有特定的颜色代码，不容易混淆。

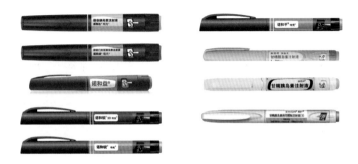

图2-4-3　一次性胰岛素笔

（四）有记忆功能的胰岛素笔

这类胰岛素笔具有剂量记忆功能，可保存上次的注射剂量以及距离上次注射的时间[3]（图2-4-4），可有效帮助患者解决胰岛素注射过程中的记忆问题，避免记忆错误造成重复注射胰岛素，于患者安全是极为有益的。该胰岛素注射笔为耐用型，可重复使用，当用完笔芯中胰岛素时，只需简单地更换一支新笔芯。

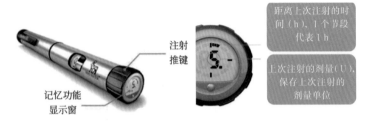

读取示例：图中表示超过1小时之前，但少于2小时注射了5个单位

图2-4-4　诺和笔®5记忆功能

（五）可连接可传输的智能胰岛素笔

诺和笔®6 是中国首支 * 可连接可传输的智能胰岛素笔（图 2-4-5），能够将胰岛素注射数据传输到智能设备（如智能手机），实现将胰岛素注射行为可视化，助力糖尿病数字化管理。

诺和笔®6 升级了记忆功能，记忆功能更强大、更精准，不仅可存储患者过去三个月的注射史（包括注射剂量和注射时间），且注射时间精确到秒，有助于解决患者"遗漏注射"问题。诺和笔®6 新增"可连接"功能，可通过近距离无线通信（NFC）技术实现智能连接，将胰岛素注射记录传输至支持 NFC 的设备（如智能手机，兼容苹果和安卓系统）以保存个人注射日志，从而使注射行为可视化，方便医护人员和患者回顾既往用药数据。同时它兼具用药提醒功能[4]，患者可在合作 APP 中设置用药提醒。

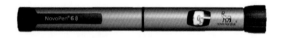

图 2-4-5　诺和笔®6

*2022 年 1 月 14 日经检索 NMPA 网站

（六）注射笔用针头

目前，临床上常用的注射笔用针头有 4 mm、5 mm、6 mm、8 mm 四种规格，注射笔用针头通用于所有的胰岛素注射笔，建议根据说明书选择与注射药物适配的针头。使用时，为避免注射到肌肉层，建议使用大面积针座（如六棱鼓面针座），根据患者的个体化情况选择合适的针头至关重要。具体建议可参考表 2-4-1。

表 2-4-1　常见胰岛素笔针头捏皮与进针角度的推荐[2]

人群	针头长度 /mm	是否捏皮	进针角度
成人	4、5	否	90°
	6	消瘦—是	90°
		正常及肥胖—否	90°
儿童	4	否	90°
	5	否	90°
		消瘦—是	90°
	6	是	90°

注意：长针头可增加注射到肌肉的风险，儿童和青少年患者应尽量避免使用 8 mm 针头。如果只有 8 mm 针头，不论成人还是儿童，应捏皮并以 45° 进针注射。如患者自行在上臂注射，推荐使用 4 mm、5 mm 针头[5]。

注意事项：

（1）注射后的针头不应留置在胰岛素笔上，这样可避免空气（或其他污染物）进入笔芯或笔芯内药液外溢，进而影响注射剂量的准确性。

（2）处理废弃针头或者注射器的最佳方法是，将注射器或注射笔用针头套上外针帽后放入专用废弃容器内再丢弃。若无专用废弃容器，也可使用加盖的硬壳容器等不会被针头刺穿的容器替代。

（3）重复使用的针头内残留的胰岛素形成结晶，会堵塞针头妨碍注射。

（4）针头应一次性使用。针头重复使用次数越多，脂肪增生患病率越高，会增加胰岛素的用量，并造成血糖控制不佳及血糖波动。

（5）为防止笔芯和针头连接时漏液，应使用正规的针头，确保针头与胰岛素笔的兼容性；在拧紧或旋上针头前，确保针头对准轴位；针头垂直刺穿笔芯隔离塞。

（七）无针注射器[5]

目前，临床可供选择的无针注射器有两种（图2-4-6）：一种利用高压气流喷射原理，以喷雾的形式将胰岛素通过注射器的微孔快速注入皮下；另一种则利用超声波作用于人体皮肤表面的角质层，从而形成一个可逆的微通道，将药液导入皮下。与注射笔针头相比，无针注射器注入的药液具有分布广、扩散快，吸收亦快且均匀的特点。而且，无针注射器最大的优势在于它不需要针头，可以消除针头注射引起的疼痛和恐惧感。其缺点是价格较高，拆洗安装过程较为复杂，且往往可造成瘦弱的患者皮肤青肿。

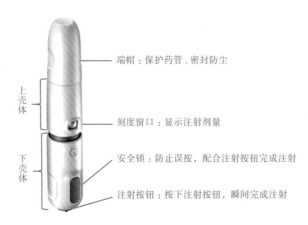

图2-4-6　无针注射器

（八）胰岛素泵[6]

胰岛素泵是个形状、大小如同 BP 机，通过一条与人体相连的软管向体内持续输注胰岛素的装置（见图 2-4-7）。它成本较高，但能模拟人体胰岛素分泌的生理模式，又称人工胰腺。泵内装有一个存放短效人胰岛素或速效胰岛素类似物的储药器，外有一个显示屏及一些按钮，用于设置胰岛素输注程序。灵敏的驱动马达缓慢地推动，将胰岛素从储药器经输注导管进入皮下。输注导管长度不一，牢固地将泵与身体连接起来。

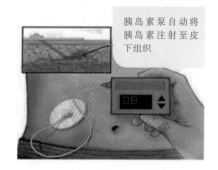

胰岛素泵自动将胰岛素注射至皮下组织

图 2-4-7　导管式胰岛素泵

1. 胰岛素泵的应用优点

（1）与一日多次皮下注射相比，能更好地控制血糖。

（2）生活自由度大。

（3）操作方便，在任何时间、任何场所，只需按几下按钮，胰岛素就自动地输入体内。

（4）只需每 3 ~ 5 d 更换一次输注管路，对皮肤损伤小。

（5）闭环胰岛素泵相较于传统的胰岛素泵能提供更好的血糖控制，减少低血糖风险，显著提高患者生活质量[7]。

2. 胰岛素泵输注管路

胰岛素泵输注管路长度不一，且前端分软针和钢针两种规格，需根据患者年龄、体型、植入部位选择合适的型号和规格。输注导管应在说明书规定的时间内使用，通常为 3 d。

3. 常用的胰岛素泵输液管路适用人群

（1）纽扣型软针的适用人群

① 喜欢软针的患者。

② 容易晕针的患者（希望借助助针器）。

③ 追求佩戴最大舒适度和方便性的患者。

④ 6 mm 针长适合体重指数正常或偏低的人群。

⑤ 9 mm 针长适合体重指数正常或偏高的人群。

（2）Sure-T 钢针的适用人群

① 对软针有反应或偏爱硬针的患者。

② 追求操作简单、输注可靠的患者。

③ 皮肤容易过敏，容易发生堵管的患者。

④ 6 mm 针长适合婴儿、儿童、孕妇（最多到第二阶段孕周期）、偏瘦的成人，体重指数正常或偏低的人群。

⑤ 8 mm、10 mm 针长适合体重指数正常或偏高的人群。

（3）Silhouette 斜插软针的适用人群

① 喜欢软针患者。

② 体型偏瘦的患者或肌肉型患者。

③ 运动型患者（软针容易脱出）。

④ 孕妇（从第二阶段孕周期开始）。

⑤ 输注部位反复感染的患者（透明窗口可观察部位有否红肿）。

⑥ 13 mm 针长适合婴儿或儿童、体重指数偏低或正常的人群。

⑦ 17 mm 针长适合体重指数正常或偏高的人群。

4. 不同品规胰岛素泵管路应用比较（表2-4-2）

表 2-4-2　不同类别胰岛素泵管路

类别	Quick-set 纽扣型输注管路	Silhouette 嵌入型输注管路	Sure-T 直插钢针	MIO 多合一软针
助针器	Quick-serter 助针器	Silhouette 助针器	不需要	管路和助针器
直插/斜插	直插	20°～40° 度斜插	直插	直插
针长种类	6 mm、9 mm 两种	13 mm、17 mm 两种	6 mm、8 mm 和 10 mm 三种	6 mm、9 mm 两种
针注入方式	手扎、助针器均可	手扎、助针器均可	手扎	一体化自动扎针
颜色	纯白色	纯白色	纯白色	粉红、蓝色、纯白三种
软针/钢针	软针	软针	钢针	软针
管长种类	46/60/90/110 cm	46/60/90/110 cm	46/60/80 cm	46/60/80 cm

（九）无导管胰岛素泵[8]

无导管胰岛素泵又称贴敷式胰岛素泵 (patch pump)，分为全抛式和半抛式两种。全抛式泵的全部组件都是一次性的，用完即全部扔掉；半抛式泵的部分组件（如底板、留置针、储药器）是一次性的，一些组件（如泵体、电池）可以重复使用。无导管胰岛素泵与传统胰岛素泵的最大区别在于：去除了输液管部分、泵体直接贴敷佩戴在身上，通过无线蓝牙技术与便携式控制器连接来控制胰岛素输注剂量及时间。无导管胰岛素泵体积较小，无输注管路，佩戴隐私性相比传统管路式胰岛素泵更优，可减少胰岛素输注管路脱落、堵管、漏液等意外的发生。控制器采用智能操作系统，简单易学。

无导管胰岛素泵使用过程中的所有操作均需要通过便携式控制器完成，因此，需要随时注意便携式控制器的电量并避免遗失。由于无导管胰岛素泵采用无线蓝牙控制器来控制胰岛素泵，对于蓝牙信号稳定性以及周边蓝牙设备干扰风险需要特别注意。此外，无导管胰岛素泵在皮肤上的贴敷面积较大，因此日常皮肤护理也非常重要。

四、胰岛素皮下注射技术

（一）胰岛素笔皮下注射步骤

1. 自身准备

注射前要清洁双手；确定进餐时间，使用短效人胰岛素或含短效与中效成分的预混人胰岛素的患者要在注射后 30 min 以内进食。

2. 胰岛素的准备

核对胰岛素的名称、剂型；检查是否在有效期内；检查胰岛素的外观有无异常；胰岛素的温度应接近室温，以避免过低的温度造成注射时的不适感。

（1）首先检查笔芯（或特充®）中剩余的胰岛素剂量，是否能保证剩余胰岛素能被充分混匀（具体可参照各产品说明书），必要时更换新笔芯（或特充®）。

（2）具体摇匀方法：（以预混人胰岛素/中效人胰岛素为例）首先将注射笔或特充®平放在双手掌间来回滚搓 10 次，然后再握住注射笔或特充®，手臂在 A 与 B 位置之间上下缓慢摇动（如图 2-4-8 所示），以便能使笔芯内的玻璃珠在笔芯两端之间充分滚动。初次使用时，此动作至少重复 20 次，之后在每次注射前至少重复 10 次，直至胰岛素呈白色均匀的混悬液。

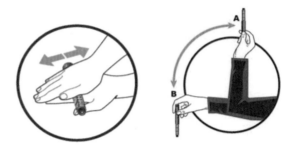

图 2-4-8　摇匀方法

（3）建议：从冰箱中取出的胰岛素产品应在室温下放置一段时间，使胰岛素产品的温度恢复到室温再进行摇匀操作。

速效胰岛素类似物、短效人胰岛素、德谷门冬双胰岛素等均是澄清的溶液，可以直接注射。如使用混悬型胰岛素（如中效人胰岛素或预混胰岛素）时应充分混匀，直到药液成为均匀白色混悬液为止，如经摇匀操作后不呈均匀的白色雾状，或产品内出现块状物，或有呈霜冻状的白色固体颗粒粘在瓶底或瓶壁上，则不能使用，以防药液浓度不均匀导致血糖控制不良。不同类型的胰岛素产品摇匀方法有所不同。具体摇匀方法详见产品说明书。

3. 物品的准备

根据使用的胰岛素注射工具的不同，准备相应的物品，如注射盘、专用注射器、胰岛素笔、针头、75% 的医用酒精及医用棉签等。

4. 部位选择

人体适合皮下注射胰岛素的部位是腹部、大腿前外侧、手臂外侧和臀部（图 2-4-9），主要是因为这些部位下面有一层可吸收胰岛素的皮下脂肪组织而没有较多的神经分布[9]。

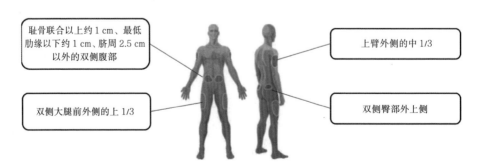

耻骨联合以上约 1 cm、最低肋缘以下约 1 cm、脐周 2.5 cm 以外的双侧腹部

上臂外侧的中 1/3

双侧大腿前外侧的上 1/3

双侧臀部外上侧

图 2-4-9　常用胰岛素注射部位

（1）胰岛素与注射部位选择：由于不同注射部位吸收胰岛素的速度不同（如50%人胰岛素吸收所需时间分别为腹部87 min、手臂141 min、臀部155 min和大腿164 min），因此注射部位要根据患者自身情况和使用胰岛素的种类决定（见表2-4-3）。

（2）注射部位需进行轮换（大轮换和小轮换）。同一注射点多次注射的弊端包括：形成皮下硬结，影响胰岛素的吸收，不利于控制血糖；影响个人外观形象；引起患者对注射的恐惧或抵抗，降低对胰岛素治疗的依从性。因此注射部位要轮转，避免出现以上问题。

在腹部、上臂、大腿外侧和臀部这四个区域之间的轮流注射叫大轮转。在每个部位内小范围轮转叫作小轮转。不同注射部位宜每月进行轮换；同一注射部位可分为多个等分区域，每周使用一个等分区域并始终按同一方向轮换（图2-4-10），连续两次注射的部位间隔应大于1 cm[2]。对于不同胰岛素剂型及特殊人群，宜参照表2-4-3选择注射部位[2]。

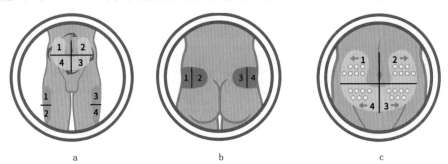

a,b：同一注射部位轮换示意图；c：同一注射部位内的小范围轮换。

图2-4-10　胰岛素注射部位轮换示意图

表2-4-3　不同情况下的胰岛素注射部位选择

	不同情况	注射部位
胰岛素类型	短效胰岛素	首选腹部
	速效胰岛素类似物	可在任意注射部位皮下注射
	中效胰岛素、预混人胰岛素/胰岛素类似物	早餐前注射，首选腹部；晚餐前注射，首选臀部或大腿
	双胰岛素类似物、基础胰岛素GLP-1RA联合制剂	选取皮下脂肪丰富的部位（如腹部、大腿和臀部）注射
	长效胰岛素、长效/超长效胰岛素类似物	首选臀部、大腿
特殊人群	妊娠中期	腹部外侧远离胎儿的区域
	妊娠晚期	腹部（使用捏皮技术）、大腿、上臂
	儿童	臀部、大腿

5. 安装针头

用75%酒精消毒笔芯前端橡皮膜，取出胰岛素注射专用针头，打开包装，顺时针旋紧针头，安装完毕。注射时摘去针头保护帽即可。

6. 排气

如果所用胰岛素是混悬胰岛素，则需要在排气前完成充分混匀。

正确使用时，针头或笔芯内会存留少量空气。为了避免将空气注入体内并保证注射剂量准确，在每次注射前应该严格按照产品说明书进行排气。

7. 调节剂量

每次注射前先检查，确认有足够剂量的胰岛素，然后旋转剂量调节旋钮，调至所需注射单位数（各种胰岛素注射笔操作方法不同，有的产品调错剂量时可以直接回调，有的产品则需根据产品说明书进行具体操作）。

8. 消毒皮肤[5,10-13]

糖尿病患者居家应保持皮肤清洁、完好和无感染状况，在医院、餐馆等外界环境中必须消毒。

糖尿病患者在医院和污染的环境中进行胰岛素注射时，消毒方法不当容易发生和加重皮肤感染。因此，应严格遵守无菌操作原则。实施注射操作前应清洁双手，选取75%的酒精溶液，用消毒棉签蘸取酒精，采用涂刷式或螺旋式消毒法消毒注射部位，消毒范围为以注射部位为中心、直径为5 cm的范围。待酒精挥发、局部消毒液干后进行注射。注意消毒液、消毒棉签的有效期。

9. 进针

注射应保证在皮下进行，避免误入肌肉层，否则胰岛素的吸收曲线将不能与血糖吸收峰相吻合，血糖波动大。保证胰岛素被注射入皮下层而非肌肉层的最好方法是捏起皮肤的注射方法。具体操作方法：用拇指和食指（或加中指）捏起皮肤，然后注射，使注射确保在皮下层（图2-4-11）；避免用全手指握住皮肤，防止误捏住肌肉层，使注射误入肌肉。注射时进针要快，进针时要果断迅速，进针越慢痛感越强。进针角度具体参考图2-4-11。选择腹部注射胰岛素时，均需捏皮并避开肚脐周围（正确的捏皮手指应该是三个手指：拇指、食指、中指）。

10. 注射

快速进针后，拇指按压注射键缓慢匀速推注药液，注射完毕后针头在皮下停留10 ~ 15 s。若单次注射剂量较大，适当延长停留时间。

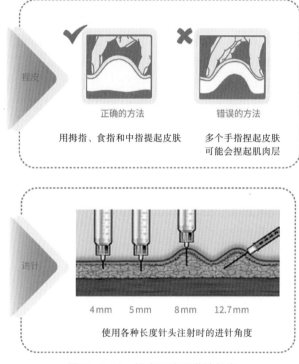

正确的方法
用拇指、食指和中指提起皮肤

错误的方法
多个手指捏起皮肤可能会捏起肌肉层

4 mm   5 mm   8 mm   12.7 mm

使用各种长度针头注射时的进针角度

图 2-4-11　捏皮手法及进针角度

11. 拔针

顺着进针方向快速拔出针头。

12. 去除针头

注射结束后，盖上外针帽，卸下针头，将针头置于锐器盒中。

（二）注意事项

1. 漏液问题
（1）发生漏液的原因
注射完毕后，在皮下停留的时间不够；没有及时将针头卸下，当外界温度发生变化时，笔芯内的药液就可能经过针尖渗漏出来（由冷到热），或者空气也可能进入笔芯中（由热到冷）。如果是特充®产品，从外观上看，此时笔芯内的胶塞和注射装置内的活塞杆之间常常出现空隙。

（2）漏液的危害

不仅造成药物的大量浪费，更重要的是漏出的胰岛素常常会堵塞针头，造成下次注射剂量不准确；如果是预混胰岛素制剂，一旦发生漏液，则可能导致胰岛素混合比例发生改变，从而影响患者的血糖控制。

（3）减少漏液的方法

注射完毕，针头留置在皮下10 s以上，拔针后及时卸下针头，是有效地避免漏液的方法。

2. 避免疼痛

胰岛素注射时，注意以下问题，可以避免疼痛：

（1）已使用的胰岛素室温放置；

（2）待酒精挥发后再注射；

（3）笔芯内无气泡；

（4）进针要快；

（5）肌肉放松；

（6）更换注射部位和针头；

（7）避免在有瘢痕或硬结的部位注射；

（8）避免在毛发根部注射；

（9）使用较短、较细的专用针头；

（10）缓慢注射，并确认注射器的活塞已完全推入（胰岛素注射笔的按键已完全按下）。

3. 注射完毕须正确处理针头

（1）正确处理针头的意义

用过的针头一定要卸下，否则可能增加药物污染的可能性，同时在温度变化时可能有药液流出或进入空气，可造成胰岛素浓度的改变，使注射剂量不准，也可能因漏液而导致药液堵塞针头，严重影响治疗效果。

胰岛素注射针头上有一层特殊的涂层，可以在注射过程中起到润滑的作用，但是用过一次之后，涂层会有损坏，再次使用会引起各种问题，例如：涂层破坏后，注射会感到疼痛；被刮坏的涂层缝隙中会生长细菌，引起感染；涂层被破坏的针头容易折断。针尖损坏的后果包括组织微创伤、针尖部分或全部留在体内、皮下脂肪增生的发生率增高和注射疼痛（如图2-4-12）。因此为了确保安全，针头一次一换，严禁重复使用。

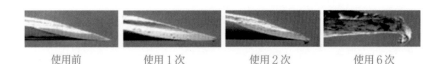

| 使用前 | 使用1次 | 使用2次 | 使用6次 |

图2-4-12　重复使用的针头对比照片

（2）正确处理针头的方法

使用过的注射器和针头应丢弃在专门盛放尖锐物的容器中。容器装满2/3后，盖上盖，密封后贴好标签，放到指定地点[14]。

医护人员应告知开始使用胰岛素的患者，不能随意将针头放入公共垃圾系统处置，防范潜在的风险（如在家庭中划伤幼儿或危害到环卫工作人员）。

（三）无针注射器注射流程 [15]

1. 自身准备同胰岛素笔准备

2. 物品准备

根据使用的无针胰岛素注射工具和胰岛素的不同，准备相应的物品，如无针注射器、药管及取药接口（A型接口/B型接口，见图2-4-13）。

> A接口（适用塑料螺纹瓶盖胰岛素）

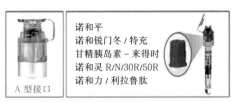

诺和平
诺和锐门冬/特充
甘精胰岛素-来得时
诺和灵R/N/30R/50R
诺和力/利拉鲁肽

A型接口

> B接口（适用塑料螺纹瓶盖胰岛素）

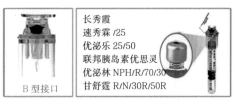

长秀霖
速秀霖/25
优泌乐25/50
联邦胰岛素优思灵
优泌林NPH/R/70/30
甘舒霖R/N/30R/50R

B型接口

图2-4-13　取药接口

3. 安装药管

4. 加压

两手分别握住注射器上下壳体，向箭头方向相对旋转无针注射器的上下壳体，直到听到"啪"的响声，注射按钮和安全锁同时弹起即表明加压完成（图2-4-14）。

5. 吸取药物

6. 排气

为避免取药排空气后药量不足造成重复取药，建议首次取药的剂量应超过注射剂量两个单位，使得排气后达到准确的注射剂量。

7. 注射

无针注射器可以在很多部位注射。注射部位选择同前。

8. 移除药管

旋转拧出药管，然后将药管从无针注射器上取下并丢弃。药管移除后盖好无针注射器的端帽。注射后不要用手挤压注射部位。

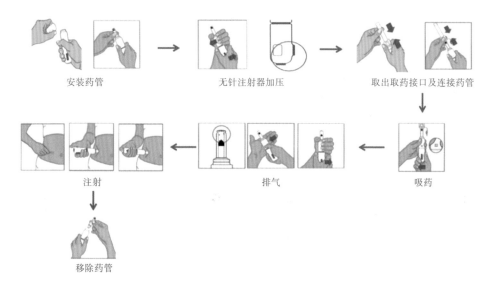

图2-4-14 无针注射器操作流程

9. 注意事项

（1）在安装药管的时候，不要让任何物品接触药管的头部，避免污染。

（2）加压是将无针注射器调整到可注射的状态。当听到注射按钮弹起的声音后，不可再继续旋转无针注射器，否则将导致无针注射器损坏。

（3）如果使用预混胰岛素，要在吸药前将胰岛素摇匀。

（4）在吸取药液时，为了避免吸入空气，尽量使药管竖直向上。无针注射器的最大注射剂量为 35 IU，如果在调整剂量时超过了 35 IU，将导致无针注射器严重损坏。如果需要注射超过 35 IU，要分两次注射，每次注射 35 IU 以下。

（5）整个过程中要保持腹部肌肉放松。为了保护无针注射器和防止误操作造成的对人的危害，注射完毕后不要将药管旋下。在下次使用前更换新的药管。

（四）导管式胰岛素泵持续皮下注射[16]

1. 自身准备同胰岛素笔准备

2. 物品准备

根据使用的胰岛素泵的不同，准备相应的物品，如 75% 医用酒精、无菌棉签、胰岛素泵、储药器、胰岛素输注管路、助针器（根据输注管路选用）、泵用电池、泵用保护套、快速手消毒液、医疗垃圾桶、生活垃圾桶、锐器桶 / 盒等。

3. 胰岛素泵准备

（1）设定：时间和日期。

（2）检查：运行是否正常，当泵有摔落或浸水情况时需要自检。

（3）电量：检查电量，必要时更换新电池，更换后须检查电量。

（4）遵医嘱设置基础率：从 0:00 开始设置，最多可设置 48 段基础率。可参考 24 小时 6 段法或 24 段法。

4. 抽取胰岛素注射液

（1）用 75% 酒精棉签由胰岛素注射液瓶塞中心向外消毒顶部及周围，待干。

（2）取出储药器，抽动储药器活塞。

（3）储药器装液：持储药器组件将针头从瓶塞中心刺入瓶中，将胰岛素注射液翻转直立，使针尖在药液液面下，缓慢抽取胰岛素。抽药完毕后，排净储药器内气泡，以针尖处悬挂一滴药液为宜，确保排气成功。

5. 组装泵

（1）连接输注管路：将抽好胰岛素注射液的储药器与输注管路连接，确保无漏液。

（2）组装完成后，检查储药器边缘是否平整、储药器与胰岛素泵泵体之间是否有缝隙。

（3）马达复位：请根据所选用胰岛素泵的说明书进行操作。

（4）充盈管路：根据所选用胰岛素泵，使胰岛素充满输注管路，确保管路中没有空气。

6. 消毒

消毒以注射点为中心，使用皮肤消毒剂由内向外缓慢旋转，逐步涂擦消毒，面积大于 5 cm×5 cm；待消毒液自然干燥后再进行下一次消毒，以充分发挥消毒液的作用以达到预期的消毒效果 。

7. 部位选择[17]

植入部位的选择与轮换：评估患者植入部位皮肤状态、治疗依从性和心理状态等，根据其体型、意识状态、待手术部位选择正确的植入部位（图 2-4-15）。长期戴泵者应定期轮换注射部位。

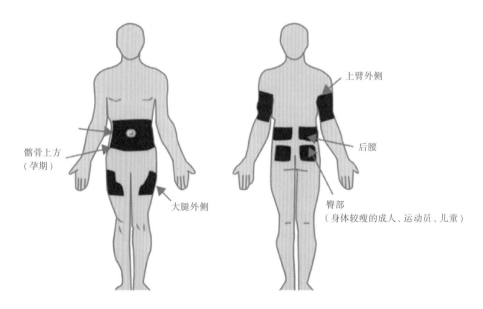

图 2-4-15　部位选择

8. 输注管路植入

将输注管路的针头埋入皮下，包括手动植入和助针器两种方式（植入软针后需拔除引导针）。目前常见的输注管路针头材质有软针和钢针两种。根据针头与皮肤表面所成角度的不同分为垂直管路（直角 90°）或斜插管路（锐角 20°~45°）两种。针头长度也分长针和短针两种。对于垂直管路，短针是指 6 mm 长度，长针是指 8~10 mm 长度；而对于斜插管路，短针是指 13 mm 长度，长针是指 17 mm 长度。可根据针头长度选择进针角度。

（1）钢针管路：手动植入，无须借助助针器。植入时一手轻捏起植入部位，另一手将管路钢针垂直按下植入皮下。

（2）直插软管管路：植入时可借助助针器，将助针器平贴已消毒的植入部位，按照相应助针器的使用说明完成管路植入。

（3）斜插软管管路：植入时可借助助针器，将助针器前臂搭在已消毒的植入部位，根据患者情况调整植入角度，按照相应助针器的使用说明完成管路植入。

9. 植入后处置

（1）固定：抚平敷贴，必要时使用透明贴膜覆盖加强固定。
（2）定量充盈：根据不同管路的说明书进行充盈（参考表 2-4-4）。

表 2-4-4　定量充盈剂量参考

管路类型	充盈量 /U
钢针	0.0
6 mm 直插软针	0.3
9 mm 直插软针	0.5
13 mm 斜插软针	0.7
17 mm 斜插软针	0.7

10. 注意事项

（1）安装胰岛素泵 1~3 h 后应该检测血糖，检查输注管路是否正确、胰岛素是否输注体内。每日监测三餐前、三餐后 2 h、睡前血糖，必要时监测凌晨 3:00 血糖，也可使用动态血糖监测。

（2）当胰岛素泵出现问题时会发出报警蜂鸣，便携式控制器屏幕上出现相应的信息

113

提示，此时应立即通知医务人员仔细检查并及时解决。

（3）每日检查患者穿刺部位有无红肿热痛、输注针头是否脱落、连接是否紧密，胰岛素余量，泵设置是否正确等。每2～3d更换胰岛素泵管路。

（4）长期使用胰岛素泵治疗的患者应有计划更换穿刺部位。

（5）胰岛素泵需避免静电、浸水、撞击及极温环境（＞40℃或＜0℃）。

（6）严禁携带胰岛素泵行磁共振、CT、PET、X线等检查，严禁携泵淋浴。

胰岛素专用注射器操作流程见附录2。

参考文献

[1] 中华医学会糖尿病学分会 . 2010 年版中国 2 型糖尿病防治指南（科普版）[M]. 中华医学电子音像出版社，2010.

[2] 胰岛素皮下注射：T/CNAS21—2021[S]. 北京：中华护理学会，2021.

[3] 诺和笔®5 说明书 .

[4] 诺和笔®6 说明书 .

[5] 中华医学会糖尿病学分会 . 中国糖尿病药物注射技术指南 2011 版（节选）[J]. 中华全科医师杂志，2012，11(5)：319-321.

[6] 中国医师协会内分泌代谢科医师分会，中华医学会内分泌学分会，中华医学会糖尿病学分会 . 中国胰岛素泵治疗指南（2014 版）[J]. 糖尿病天地，2014,8(08)：353-359.

[7] 蔡璟浩，周健 . 闭环胰岛素输注系统的临床研究新进展 [J]. 中华糖尿病杂志，2020，12(10)：846-849.

[8] 中华医学会内分泌学分会，中华医学会糖尿病学分会，中国医师协会内分泌代谢科医师分会 . 中国胰岛素泵治疗指南 (2021 年版)[J]. 中华内分泌代谢杂志，2021，37(8)：679-701.

[9] 中华糖尿病杂志指南与共识编写委员会 . 中国糖尿病药物注射技术指南（2016 年版)[J]. 中华糖尿病杂志，2017，9(2)：79-105.

[10] 胡新林，逄文泉，徐毅君，等 . 糖尿病患者自我注射胰岛素消毒现状分析 [J]. 中华护理杂志，2011，46(3)：240-242.

[11] 赵正清 . 运用循证护理探讨胰岛素笔注射中的相关问题 [J]. 现代医药卫生，2009，25(15)：2370-2371.

[12] 张素华 . 衣食住行与糖尿病防治 [M]. 2 版 . 北京：人民军医出版社，2012：155.

[13] Parriott AM, Arah OA. Diabetes and early postpartum methicillin-resistant Staphylococcus aureus infection in US hospitals. Am J Infect Control. 2013 Jul; 41(7)：576-80.

[14] 中华医学会糖尿病学分会 . 中国糖尿病护理及教育指南 [EB/OL](2009-10-30)[2024-5-13]. https://diab.cma.org.cn/x_uploadfiles/nursing.pdf.

[15] 赵芳，周莹霞 . 糖尿病教育工具指导用书（2023 版）[M]. 北京：人民卫生出版社，2023：100.

[16] 郭晓惠 . 中国胰岛素泵治疗护理管理规范 [M]. 武汉：湖北科学技术出版社，2018.

[17] 赵芳，张明霞，邢秋玲，等 . 中国胰岛素泵院内护理质量控制专家共识 [J]. 中华糖尿病杂志，2023，15(9)：804-813.

第五节

胰岛素使用障碍及应对策略

糖尿病治疗的一个重要目标在于有效地控制血糖，减少并发症的发生，提高患者生活质量。想要将患者血糖控制在正常水平，除改善生活方式外，药物治疗是非常必要的手段。医生会根据患者的病情制订治疗方案，必要时会启用胰岛素治疗。同时医护人员还会做好相关健康教育，让患者明白胰岛素的使用既不会产生依赖性，也不是糖尿病终末期的表现，只是适时治疗的一种需要。

糖尿病患者是独立的个体，他们的胰岛素分泌能力和敏感性不尽相同，受活动量、饮食与生活方式等因素的影响，因此胰岛素治疗方案亦不同。加之每位患者对胰岛素的认知不同，只有通过专业的医护人员或教育者对患者进行指导，才可使患者真正克服使用胰岛素的障碍，进而将饮食、运动等生活方式的干预与胰岛素治疗相结合，将血糖控制在理想范围内。

一、医护人员在胰岛素治疗中的障碍及应对策略

（一）医护人员在胰岛素治疗中的障碍

在诸多影响胰岛素启动治疗的因素中，患者对胰岛素的认知障碍往往是延迟启动胰岛素治疗的普遍原因[1]。医护人员是帮助患者解决胰岛素认知障碍的主要人员，其对胰岛素治疗的态度将会直接影响患者是否接受胰岛素治疗，所以要先确定医护人员对于胰岛素治疗的惯性思维是否造成了胰岛素治疗的障碍[2]。消除部分医生对胰岛素治疗的顾虑是有效改善胰岛素起始治疗延迟现状、优化血糖控制、减少并发症的关键。

医护人员常见的惯性思维包括：

（1）认为胰岛素治疗是治疗糖尿病的最后一种方式。

（2）认为胰岛素使用方法繁杂。

（3）缺乏胰岛素治疗的经验和治疗方案的指引。

（4）认为患者低血糖反应发生率会增加[1]。

（5）认为患者体重会增加[1]。

（6）工作繁忙，没有时间教会患者注射技术和追踪患者使用胰岛素的情况，以及应对低血糖的方法。

（7）担心与患者沟通失败。

（8）担心患者因拒绝使用胰岛素而流失。

（9）对胰岛素知识掌握得不够全面，不了解新药机理，担心胰岛素治疗效果。

（二）应对策略

1. 改变医务人员应用胰岛素的观念

医护人员在胰岛素治疗过程中需首先明白，启动胰岛素治疗是根据患者病情、生活方式、个体情况等综合因素决定的，并不代表病情很严重；对于某些新诊断的糖尿病患者，早期应用胰岛素还有利于患者自身胰岛功能的恢复。

2. 提升胰岛素治疗的指南遵循率

在胰岛素发现至今的百年历程中，胰岛素的种类及给药技术不断更新迭代，给临床医生正确、合理选用胰岛素带来新的挑战。医生在开具胰岛素治疗过程中，可参考最新指南和专家共识来调整治疗方案，选择最新型的注射工具及合适的药物，加强患者血糖监测，做好患者的健康指导，减少不良反应的发生。

3. 提高培训内容的针对性

导致医生延迟起始胰岛素治疗的一部分原因与患者的顾虑相似，如担心低血糖、体重增加发生的风险等。不同之处在于医生会额外考虑到患者对胰岛素的排斥焦虑心理、培训患者的复杂性，以及对胰岛素使用情况的监管需要花费更多的时间。此外，基层的全科医生对胰岛素治疗相关知识掌握的程度与专科医生存在一定差距，并且在基层组建涵盖医生、护士、营养师等的糖尿病治疗小组的可行性较低，因此延迟起始胰岛素治疗的原因还有其特殊之处。解决此问题的关键在于增加基层医生的专科继续教育培训及临床实践，以增强其诊疗信心。

4. 加强团队合作

医护人员对糖尿病患者的管理需要团队合作，通过培训专职的糖尿病教育者，采取形式多样的教育方式，指导患者如何解决在胰岛素治疗过程中的可能遇到的问题及告知患者注意事项，加强与患者的沟通，使患者学会胰岛素治疗的自我管理，提高患者治疗的信心，减轻医护人员的压力。

二、患者在胰岛素治疗中的障碍及应对策略

患者在胰岛素治疗中的障碍主要包括认知、生活管理、态度、注射相关问题、不良反应和费用等六个方面。

（一）药物认知方面的障碍及应对策略

1. 患者常见误解及问题

（1）要开始用胰岛素，觉得自己很失败，没能控制好病情。

（2）使用胰岛素表示我的健康状况会更差。

（3）能用口服降糖药，就不用胰岛素。

（4）使用胰岛素会成瘾，所以我不注射胰岛素。

（5）使用胰岛素表示我通过改善生活方式及口服降糖药物控制糖尿病已经失败了，而一旦用上胰岛素，就要一直用下去。

（6）使用胰岛素，需要更加频繁地监测血糖。

（7）用上胰岛素就不用控制饮食了。

（8）双胰岛素是指含有两种胰岛素吗？

（9）双胰岛素有什么优势？

（10）双胰岛素和预混胰岛素有什么区别？

（11）基础胰岛素 GLP-1RA 联合制剂含有两种药物吗？

（12）基础胰岛素 GLP-1RA 联合制剂相较于胰岛素有什么优势？

（14）基础胰岛素 GLP-1RA 联合制剂是新药，会有不良反应吗？

2. 应对策略

（1）由于太多的患者存在着以上种种误解，因此患者在口服降糖药治疗阶段停留时间过长，即使血糖控制不好仍在反复尝试加量或换药。医护人员应该告诉患者：随着病程的进展，胰岛功能以每年约 5% 的速度减退[3]，即使严格遵照医嘱进行口服降糖药治疗，大部分患者最终还是需要胰岛素治疗，因此使用外源性胰岛素补充或替代治疗是糖尿病进展的必然结果。

（2）有些病情不适合继续使用口服降糖药物，如生活方式和单纯口服降糖药治疗血糖控制仍不达标时、初诊 T2DM 患者血糖较高者等，都需要尽早使用胰岛素[4]。早期使用胰岛素还有诸多益处，例如肝肾副作用小，保护胰岛 B 细胞，有助于减少口服药物用

量及不良反应等。而且使用胰岛素的方式、时间和疗程都是极其灵活的。

（3）胰岛素并没有致瘾性。药物成瘾是指药物和躯体相互作用导致使用者的精神及生理异常，令使用者产生难以克制的获取及连续使用的渴望，目的是体验这些药物产生的欣快感，是一种心理上的依赖。而胰岛素从严格意义上讲并不是药物，而是人体自身分泌的一种维持血糖水平的生理激素。没有胰岛素，机体就不能完成新陈代谢，生命就无法维系。因此，胰岛素不存在成瘾的问题，是否需要使用胰岛素进行治疗以及使用后能否撤掉的关键取决于自身病情。对自身无法分泌胰岛素的 T1DM 患者和胰岛素分泌不足的 T2DM 患者而言，注射胰岛素可以很好地控制血糖，对改善病情及预后大有益处。而且对于大部分 T2DM 患者，及时使用胰岛素可以避免胰岛功能进一步损伤，病情好转后胰岛素可能减量或停用。

（4）使用胰岛素，特别是在使用早期，为了找到合适的剂量，会需要较高的血糖监测频率。医护人员应教会患者选择监测血糖时机的技巧，如刚出院或调整药物剂量之初、感冒或腹泻后、饮食不规律、血糖控制不佳或不稳定的情况下，可适当增加监测的次数[5]。当血糖控制稳定后，建议患者在不同的时间点抽查血糖、增加血糖异常时间点的血糖监测、同时调整胰岛素及饮食、运动量，达标后可适当减少监测的次数。

（5）糖尿病患者在使用胰岛素治疗期间仍需要坚持饮食控制，教育者应该向患者强调饮食控制的重要性。此外，医生应该根据患者的具体情况制订个体化的治疗方案，包括饮食和药物剂量等方面的建议；可根据糖尿病饮食热卡计算每日热量，定时定量进餐，在饮食固定的基础上进行胰岛素剂量的调整，以平稳控制好血糖[4]。

（6）德谷门冬双胰岛素是全球首个可溶性双胰岛素制剂，是将两种胰岛素"合二为一"，含 70% 基础胰岛素成分德谷胰岛素和 30% 餐时胰岛素成分门冬胰岛素。这两种胰岛素组分具有不同的药效学作用，在制剂中独立存在，皮下注射后各自发挥作用。其中，基础成分德谷胰岛素可提供超长、覆盖全天的空腹血糖控制，餐时成分门冬胰岛素发挥餐时胰岛素的降糖作用[6]。

（7）德谷门冬双胰岛素每日 1 次注射即可覆盖全天的血糖控制，兼顾空腹血糖和餐后血糖控制；可以显著降低糖化血红蛋白；低血糖风险较低；注射液是无色透明澄清溶液，使用前无须摇匀药物，方便患者用药；无须餐前等待，随餐注射即可，注射时间灵活，利于患者依从[6]。

（8）双胰岛素和预混胰岛素的相同之处：兼顾空腹血糖和餐后血糖控制。

双胰岛素和预混胰岛素的不同之处：

● 组成成分不同。德谷门冬双胰岛素是将德谷胰岛素和门冬胰岛素两种胰岛素"合二为一"[6]；而预混胰岛素由一种短效或速效胰岛素的游离态及其与精蛋白锌的结合态组成，实际上只含一种胰岛素[7]。

● 药效学特点不同。预混胰岛素不能完全覆盖 24 h 血糖控制，且长效和短效成分相互作用会产生肩效应；而德谷门冬双胰岛素的基础成分德谷胰岛素平稳无峰，具有单相双峰的特点，不存在肩效应，低血糖发生风险较低 [8]。

● 性状不同。德谷门冬双胰岛素是无色透明澄清溶液，注射前无须摇匀 [6]；预混胰岛素呈白色或类白色混悬液，注射前需充分混匀 [7]。

德谷门冬双胰岛素与预混胰岛素相比，血糖控制更优，能显著减少低血糖的发生风险 [9]。

（9）基础胰岛素胰高血糖素样肽 -1 受体激动剂（GLP-1RA）联合制剂是基础胰岛素和 GLP-1RA 两种药物的联合制剂，实现了将基础胰岛素和 GLP-1RA 两种药物在一支制剂中"合二为一"，两种药物联合能机制互补地针对 T2DM 的多种病理生理缺陷发挥降糖作用 [10]。

（10）基础胰岛素 GLP-1RA 联合制剂增加了单药物组分基础胰岛素 /GLP-1RA 降糖疗效的同时，减少了基础胰岛素带来的体重增加和 GLP-1RA 带来的胃肠道等不良反应。另外，相较于每日多次注射的胰岛素或 GLP-1RA，联合制剂还减少了注射次数，利于患者依从 [10]。

（11）当遇到患者询问药物不良反应时，不能回避此类问题，不可刻意夸大药物的治疗优势而忽略药物可能会出现的不良单元，要实事求是告知患者药物的不良反应、不良反应可能出现的时间、何时会耐受等问题。如：胰岛素最常见的不良反应为低血糖，详细告知患者胰岛素注射的时间及与进餐的关系、胰岛素治疗期间定期监测血糖、低血糖的常见症状及处理方法。需告知患者由于存在个体差异，不良反应也会有不同，不要对号入座；为患者讲解出现不良反应后的应对措施，强调不良反应严重时要及时就医。

（二）生活管理方面的障碍及应对策略

1. 患者在生活管理方面常出现的担心

（1）使用胰岛素让我的生活安排变得相对没有弹性。

（2）使用胰岛素代表我必须放弃我喜爱的活动。

（3）使用胰岛素会在一定程度上影响我的工作和生活。

（4）保存和携带胰岛素不方便。

（5）使用胰岛素会使我更依赖医生。

2. 应对策略

（1）如果患者担心这些问题，医护人员首先需向患者介绍所使用胰岛素的相关知识，并且为患者制订相对比较有弹性或旅行适用的治疗方案等。对喜爱运动的患者，加强运动时预防低血糖的指导可以减轻患者的顾虑。需在公共场所或是工作的地方注射胰岛素，担心会被误认为注射毒品的患者，可以选择胰岛素笔注射或者采用在早上和（或）睡前注射胰岛素的方案。胰岛素的保存要求并不苛刻，开封后只需要常温避光干燥保存，胰岛素笔也可以随身携带。

（2）在进行糖尿病的治疗时，无论是口服药物还是胰岛素治疗，都需要定期随诊、调整药物剂量。使用胰岛素并不会提高就诊频率。如果担心不会注射而依赖医院或医生，患者完全可以通过医务人员对胰岛素注射技能的指导，自己学会注射胰岛素，而不需要频繁去医院。如果患者担心胰岛素的不良反应，医务人员应该告诉患者注射胰岛素产生的不良反应并不会比口服降糖药物多，因此依赖医生的情况也不会比口服降糖药时增多。

（三）态度方面的障碍及应对策略

1. 患者对胰岛素使用的常见态度

（1）使用胰岛素会使家人和朋友更担心我。
（2）使用胰岛素会使别人把我看成是病情较重的人。
（3）注射胰岛素令人很尴尬。

2. 应对策略

（1）医务人员应让患者认识到糖尿病是普遍发生于各年龄段的疾病，社会大众对此疾病有一定的认识，患者应坦然面对；鼓励他们参加糖尿病教育等相关活动，并邀请家人一同前来。

（2）对刚开始使用胰岛素治疗的患者而言，可选择胰岛素注射笔或者特充装置。这种装置既方便携带，又容易调整剂量，有助于患者减轻使用胰岛素治疗的尴尬和家属的担心。

（四）注射相关障碍问题及应对策略

1. 患者对胰岛素注射的常见障碍

（1）我怕给自己注射。
（2）注射胰岛素会痛。

（3）进行胰岛素注射要花很多的时间和精力。

（4）每天要在正确的时间注射准确剂量的胰岛素是困难的。

（5）担心学不会如何注射胰岛素。

（6）害怕针头，心理上对有针注射抵触。

（7）担心胰岛素注射针头发生断针。

2. 应对策略

（1）大部分患者有"针头恐惧症"，一提到注射，患者就会联想到医院注射室的大针头。有些注射针头比较长是因为它们是用来肌肉注射的。相比之下，胰岛素只需注入皮下，因而胰岛素注射的针头小而细，而且针头上有一层起润滑作用的涂层。大部分人注射胰岛素时基本感觉不到疼痛。同时，还有许多注射技巧可以减轻疼痛，如避免注射针头重复使用、酒精消毒待干后再注射、冰箱中取出胰岛素后需要复温再使用等[11]。

（2）在注射过程方面，以往采用注射器抽取胰岛素注射的步骤烦琐，但胰岛素注射笔的发明和普及大大增加了患者注射胰岛素的依从性，而新一代的预填充型胰岛素注射笔特充装置无须更换笔芯，操作简便，通过医护人员简单的指导，患者即能轻松掌握注射技巧[12]。

（3）虽然胰岛素的注射时间相对固定，但患者可以与医生共同讨论，选择能够接受的胰岛素注射方案，在血糖控制良好的基础上，尽可能制订注射次数少的治疗方案，以解决无法在正确时间注射准确剂量的问题。

（五）胰岛素不良反应的障碍问题及应对策略

1. 患者对胰岛素不良反应的担心

（1）使用胰岛素会增大低血糖发生的危险性。

（2）胰岛素会使体重增加。

（3）注射胰岛素要比口服降糖药不良反应大。

（4）注射胰岛素后会出现过敏、局部皮下脂肪萎缩或增生、硬结、感染等问题[13]。

2. 应对策略

（1）对于应用胰岛素治疗出现的低血糖，患者应明白容易发生低血糖反应的患者主要是老年人、肝肾功能减退者及有严重微血管和大血管并发症的患者。而发生低血糖的原因有很多，如进食量少、漏餐、运动过度、增加药物剂量或胰岛素注射过量等，并不是所有使用胰岛素治疗的患者都会发生低血糖。患者可以通过学习交流、血糖监测、调整药物、平衡饮食和运动等，避免低血糖的发生。同时，患者及其家人一定要了解低血糖发生时的症状和处理方法，帮助患者正确处理低血糖发作，避免严重不良后果[14]。

（2）关于体重增加的不良反应，医护人员应告知患者，开始胰岛素治疗后，血糖代谢紊乱状况可以得到有效控制，患者随尿液丢失的能量就会减少，如果患者没有控制饮食，体重就会在短期内增加；有的患者是因为害怕低血糖发生而故意多进食，也可导致体重增加。而体重对病情的影响关键不在于增加还是减少，而在于控制得当。体重保持在合理范围内即可。

（3）胰岛素和其他口服降糖药物一样，都存在不良反应，但与其他口服降糖药相比，胰岛素的不良反应要少很多；并且胰岛素还有很多口服降糖药无法企及的优势，如作用更快、效果更好、剂量调节更精细、没有未知的不良反应等。

（4）胰岛素过敏反应常为局部反应，注射部位会出现红、肿、痒、荨麻疹等。首先评估出现局部反应的原因，如过敏或注射细节技巧不够等。当患者出现过敏反应，先建议选择其他部位注射胰岛素。如仍出现过敏反应，及时与医生沟通更换其他类型的胰岛素。评估患者胰岛素注射过程中细节的掌握程度，规范胰岛素注射方法，可以有效避免和改善胰岛素注射时出现的皮肤问题。如注射时捏起皮肤，深度和角度根据患者皮下脂肪层、针头长短等灵活选择。当注射部位出现淤青时，一般不需要处理，一周左右可自行吸收，严重时可用红外线灯照射。指导已出现的皮下硬结、瘀斑、皮肤红肿的糖尿病患者消除这类局部反应的方法。

（5）医护人员应强调轮换注射部位、针头一次性使用、皮肤消毒等注意事项，在为患者讲解、示范的过程中，重视和强调胰岛素注射的细节问题，不断反复、强化宣教，从而提高糖尿病患者的胰岛素注射技术，杜绝或减少胰岛素不良反应的发生。

（六）费用相关的障碍问题及应对策略

1. 患者对胰岛素使用费用的担心

（1）注射胰岛素比吃口服降糖药贵。

（2）经常更换针头，费用增加，担心收入不能支撑用药费用。

2. 应对策略

（1）糖尿病患者大约80%的医疗费用都用在并发症治疗方面[15]。使用胰岛素治疗能够更好地控制血糖，防止或延缓并发症的发生、发展，因而可以降低糖尿病相关并发症的治疗成本。有些患者因血糖控制不佳，往往联合使用两种甚至三种口服降糖药，总费用比使用胰岛素高。医生也会考虑患者经济因素的影响，帮助低收入家庭选择合适类型且价格较低的胰岛素。

（2）在胰岛素使用过程中，不更换针头可能会导致注射部位感染，由此产生的健康损害以及费用将会比更换针头多得多。而且，胰岛素注射针头上都有一层涂层，这层涂层起润滑的作用，让针头更容易刺入皮下，重复使用针头将会使涂层的润滑作用减弱，增加注射疼痛。若患者因为疼痛而放弃胰岛素治疗，从而加速并发症发生、发展，反而会使医疗费用增加。

三、患者在胰岛素治疗中的常见问题沟通示例

前面已经提到，患者的胰岛素使用障碍是延迟启动胰岛素治疗的普遍原因。DAWN-2 的研究结果发现 [11]，大部分 T2DM 患者对于要开始胰岛素治疗感到忧虑。医护人员可以就对胰岛素的错误观念与患者、共同照顾者充分讨论，真正了解患者的心结所在，并鼓励患者主动参与自我管理并掌握技能，使患者接受合理的胰岛素治疗。另外有条件的医院应该培养专业的、可随时联系的糖尿病教育者负责指导患者，并帮助医护人员了解患者使用胰岛素的障碍。

医护人员与患者沟通的技巧尤为重要。要通过应用沟通技巧，改善医护人员和患者的关系，提高患者对医护人员的信任度，从而让糖尿病患者获得较好的自我管理能力，提高患者的生活质量。

1. 对话技巧 [16]

多数患者对讨论胰岛素治疗这件事感到担心。如果在开始对话前告诉他们，有许多患者都会有些这样的顾虑及担心，将有助于接下来的对话。因为当他们知道是否开始胰岛素治疗取决于他们的决定，他们就不会觉得被勉强。

（1）让患者了解讨论的目的是希望能协助他们发现对胰岛素治疗的顾虑，以作为将来是否选择胰岛素治疗的参考；使用开放式的问句来鼓励患者不设限地充分讨论，或许可以使他们对于原有的认知重新思考；鼓励患者结识其他接受胰岛素治疗的 T2DM 患者，这些使用胰岛素治疗的正面态度将会帮助他们减轻在开始胰岛素治疗时的恐惧。

（2）表现出同理心（如果我是患者，我也会这样想，表现得让患者知道）：用患者的观点去看、去想，但随时可以跳出其立场，从另一个角度去看，寻找并提供对患者较佳的各种解决方案。使用开放式的问法"您觉得（似乎）……""根据您的观点（经验）……""据您所知……""您想……""您的意思是……""我觉得您……"，同时不批判、不责备，反映当事人的情感与思想观念，让当事人有被理解的感受，以协助其做更深层的自我探

索，找出障碍所在，进而采取最佳决策。

2. 对话方式[17]

（1）有效对话的一般技巧：探寻、找出问题、倾听、同理心、付出时间、要有耐心、尝试不做假设、避免问题变得琐碎。研究患者的想法是否来自过去特别负面的经验，询问患者是否有对胰岛素的正面经验，避免使患者认为是自己糖尿病管理不当而造成需要胰岛素治疗，总结患者所陈述的事情。

（2）身体语言和即时反应：注意与患者谈话时自己的身体语言（眼神接触表示关怀和对谈话内容的兴趣，点头并鼓励对话进行），注意观察谈话内容与其身体语言之间是否矛盾。

3. 了解患者现在的感受

使用开放式的问句来鼓励患者，不设限制地多加讨论。

（1）我们有这个机会讨论胰岛素，现在您对胰岛素的看法怎样？

（2）您对自己的健康状况感觉怎样？

（3）您会改变原来的想法吗？

（4）经过今天的讨论，您认为胰岛素对于您的健康状况有什么影响？

（5）若现在就开始使用胰岛素，您认为怎样？

（6）您是不是觉得可以开始使用胰岛素了？

（7）如果只是先用一段时间看看疗效，如何？（强调患者可以先短期试用胰岛素2～3个月，如果感觉对健康没有什么帮助，随时都可以停止使用。）

4. 沟通技巧举例

Q1：注射胰岛素是会痛的。

（了解清楚患者想象的疼痛强度，让患者陈述想象的疼痛强度，并让患者试试看。）

A1:

√疼痛是无法避免的，但是我们可以通过规范注射来减轻疼痛。

√注射胰岛素的针头比抽血用的针头短且细，不会太痛。

√和自己测指尖血糖比较，不太痛。

√医护人员会指导怎么注射，可减轻疼痛。

√注射部位要轮换，可以避免注射部位瘀青和脂肪病变（脂肪病变的注射部位不适合再注射胰岛素）。

Q2: 保存和携带胰岛素不方便 / 胰岛素治疗比口服降糖药物不方便且困难。

（先了解清楚患者觉得胰岛素治疗不方便的原因，困难到底是什么，有没有什么资源可以协助患者解决困难。）

A2:

√的确比较不方便。

√反复使用数次后即可驾轻就熟，花费的时间有限。

√胰岛素注射笔可调整剂量且方便携带。

√经常外出者可选用胰岛素注射笔。

√根据个案的生活模式调整注射时间并用以指导血糖自我监测，学习调控剂量，尽早将血糖控制达标并提升自我管理层次。

Q3: 每天要在正确的时间注射准确剂量的胰岛素是困难的。

（了解清楚注射时间配合的困难是什么，让患者了解胰岛素治疗也能有弹性，甚至能配合需求来改善。）

A3:

√胰岛素注射时间通常是固定的。

√管理餐后血糖的胰岛素就像餐前服用的糖尿病药物一样，和三餐用餐时间关联，利于记忆。睡前注射长效胰岛素，可以将胰岛素与牙刷放在一起，就不会忘记睡前的注射治疗。

√管理半天或一整天餐前血糖的基础胰岛素，可能会安排在早上、晚餐前或睡前注射。

√如果有不方便或不容易记住的注射时间，可以和医护人员沟通如何应对。

Q4: 要开始使用胰岛素治疗，觉得自己很失败。

（了解患者"觉得失败"指的是什么，并弄清楚患者觉得失败的原因。）

A4:

√需要补充外源胰岛素的关键在于自身胰岛素分泌是否足以调节血糖平衡。

√ 2型糖尿病是进展性疾病，自身胰岛素分泌通常随病程延长而减少。就算严格遵循医嘱，大部分患者最终还是需要胰岛素治疗，这不代表没有配合治疗。

√ 糖尿病每个阶段使用的治疗工具都由血糖调控的水平决定，而胰岛素也是众多配合工具之一，善用工具才是对照顾自己健康最重要的。

Q5：注射胰岛素要比口服降糖药副作用大。

（了解清楚患者害怕的胰岛素治疗副作用到底指的是什么。或许患者觉得肾衰竭与失明才是胰岛素治疗的副作用。）

A5：

√ 注射胰岛素最容易发生的副作用是低血糖与体重增加。

√ 许多口服降糖药也有致低血糖与体重增加的副作用。

√ 低血糖与体重增加的困扰是可以通过和医护人员讨论、调整治疗方案并学习相关知识而大幅减少的。

√ 身体的长期变化或出现并发症的主要影响因素是血糖控制是否理想且稳定，和治疗所使用的口服降糖药或胰岛素无关，这是长期使用胰岛素的观察结果。

√ 放任血糖长期失控，将对健康产生负面的影响。

Q6：使用胰岛素会增加低血糖发生的危险性。

（先询问患者过去的低血糖经验与处理，并理解其感受。协助患者找出适合自己预防低血糖的方法。）

A6：

√ 注射胰岛素的确比口服药物容易发生低血糖。

√ 轻微低血糖只要马上按照处理原则补充食物即可。

√ 严重低血糖有危险，但可以有效避免，而且严重低血糖并不仅仅发生在注射胰岛素的患者身上。

√ 低血糖的困扰可以通过学习，监测血糖，协调药物、饮食与身体活动间的平衡消除。了解低血糖的发病征兆，及时处理，通常可以顺利地避免严重低血糖发生。

Q7: 能用口服药，就不用胰岛素 / 我并不认为需要胰岛素来治疗我的糖尿病。

（了解清楚患者的治疗目标，切记勿责备和批判。协助患者了解自己的血糖控制状况。）

A7:

√由客观的血糖控制指标（空腹血糖、餐后血糖、糖化血红蛋白）来判断。

√说明自我感觉并不是判断糖尿病病情的客观依据。

√说明有何特定身体状况不适合继续使用口服降糖药。

√协商治疗方式与达到目标的具体日期。

√鼓励患者向医护人员询问为何需要使用胰岛素治疗。

Q8: 使用胰岛素代表我必须放弃我喜爱的活动。

（了解清楚为何患者认为胰岛素治疗让他们感觉必须放弃喜欢的活动，再针对患者的回答讨论处理的方法。）

A8:

√几乎没有一种活动会因为使用胰岛素治疗而需放弃。

√如果进行激烈、运动量大的体能运动，需要较频繁地监测血糖并配合饮食与药物调整，重点是避免血糖过低或过高。

√与医护人员讨论参与这些活动时如何调整治疗计划。

Q9: 注射胰岛素令人很尴尬。

（了解清楚患者觉得尴尬的原因，这点通常是患者的想象。协助患者找出处理的方法。）

A9:

√在陌生人面前服药（特别是注射胰岛素）的确会令人感到困窘。

√若无法避免让他人看到，面对他人关注的最好策略是坦然。坦然面对自己的健康状况是一种勇气，能让自己与疾病共处，更能克服疾病或使用药物引起的情绪困扰。

√糖尿病是普遍发生于各年龄段的疾病，社会大众对此疾病有一定的认识，遮掩反而会引人关注。

√笔式注射器外出使用的方便性与隐秘性较好。

Q10：注射胰岛素比吃口服降糖药贵。

（询问患者什么因素让他觉得注射胰岛素比吃口服降糖药贵，如何协助并降低这部分费用。）

A10：

√注射胰岛素与一些口服降糖药相比费用可能会增加一点。但因血糖控制不良，患者往往会用到两种甚至三种口服降糖药，总的费用会比注射胰岛素高。

√胰岛素治疗需配合自我血糖监测。早期监测频率比使用口服药时高，随着学习进度与病情改善，一段时间后可能降低监测频率。

√糖尿病患者大约80%医疗费用都用在了并发症的治疗上[15]。使用胰岛素治疗能够更好地控制血糖长期达标，防止或延缓并发症的发生和发展，因而可以降低糖尿病相关并发症的治疗成本。

以上沟通技巧仅作参考。实际操作中，医护人员要根据不同环境、不同患者在知识和行为上存在的主要问题或需求，灵活应用技巧，特别设计教育内容，体现个体化和可行性，以确保教育效果，并与患者建立良好的信赖关系。

参考文献

[1] 沈丽. 2型糖尿病患者起始胰岛素治疗的障碍解析[J]. 基层医学论坛, 2017, 21(1): 108-110.

[2] Kahn C R, Weir G C, King G L. Joslin糖尿病学[M]. 14版. 潘长玉, 主译. 北京: 人民卫生出版社, 2007.

[3] U.K. Prospective Diabetes Study Group. U.K. prospective diabetes study 16: Overview of 6 years' therapy of type II diabetes: A progressive disease[J]. Diabetes, 1995, 44(11): 1249-1258; Erratum in: Diabetes, 1996, 45(11):1655.

[4] 中华医学会《中华全科医师杂志》编辑委员会,《基层型糖尿病胰岛素应用专家共识》编写专家组. 基层2型糖尿病胰岛素应用专家共识[J]. 中华全科医师杂志, 2021, 20(7): 726-736.

[5] 中华医学会糖尿病学分会. 中国血糖监测临床应用指南(2021年版)[J]. 中华糖尿病杂志, 2021, 13(10): 936-948.

[6] 朱大龙, 赵维纲, 匡洪宇, 等. 德谷门冬双胰岛素临床应用专家指导意见[J]. 中华糖尿病杂志, 2021, 13(7): 695-701.

[7] 中华医学会内分泌学分会. 预混胰岛素临床应用专家共识(2016年版)[J]. 药品评价, 2016, 13(9): 5-11.

[8] Haahr H, Fita EG, Heise T. A Review of Insulin Degludec/Insulin Aspart: Pharmacokinetic and Pharmacodynamic Properties and Their Implications in Clinical Use. Clin Pharmacokinet. 2017 Apr; 56(4):339-354.

[9] Franek E, Haluzík M, Canecki Varžić S, et al. Twice-daily insulin degludec/insulin aspart provides superior fasting plasma glucose control and a reduced rate of hypoglycaemia compared with biphasic insulin aspart 30 in insulin-naive adults with Type 2 diabetes. Diabet Med. 2016

[10]《基础胰岛素/胰升糖素样肽-受体激动剂复方制剂用于治疗型糖尿病的临床专家建议》编写委员会. 基础胰岛素/胰升糖素样肽-1受体激动剂复方制剂用于治疗2型糖尿病的临床专家建议[J]. 中华内分泌代谢杂志, 2023, 39(8): 645-650.

[11] 纪立农, 郭晓惠, 黄金, 等. 中国糖尿病药物注射技术指南(2016年版)[J]. 中华糖尿病杂志, 2017, 9(2): 79-105.

[12] McCoy E K, Wright B M. A review of insulin pen devices[J]. Postgraduate Medicine, 2010, 122(3): 81-88.

[13] 中华医学会糖尿病学分会. 胰岛素注射相关皮下脂肪增生防治中国专家共识[J]. 国际内分泌代谢杂志, 2021, 41(6): 665-672.

[14] Alidrisi H A, Bohan A L, Mansour A A. Barriers of doctors and patients in starting insulin for type 2 diabetes mellitus[J]. Cureus, 2021, 13(9): e18263.

[15] Robin H. The cost of diabetes-report from Diabetes UK[R]. ResearchGate, May 2014. [2024-6-18]. https://www.researchgate.net/publication/315474818_the_cost_of_diabetes_report_from Diabetes UK.

[16] 倪秀梅, 袁丽. 应用胰岛素访谈工具包对2型糖尿病患者心理性胰岛素抵抗的影响研究[J]. 中国实用护理杂志, 2015, 31(25): 1897-1901.

[17] 郭晓蕙. 中国糖尿病患者胰岛素使用教育管理规范[M]. 天津: 天津科学技术出版社, 2015, 9.

第三章
胰高血糖素样肽 -1 受体激动剂（GLP-1RA）篇

2025 版中国糖尿病患者注射类降糖药物使用教育管理规范

EDUCATION AND MANAGEMENT STANDARDS FOR THE USE OF INJECTABLE ANTI-DIABETIC DRUGS

第一节

糖尿病患者为什么需要用 GLP-1RA

一、GLP-1RA 的基础知识

胰高血糖素样肽 -1（GLP-1）属于肠促胰素，以葡萄糖浓度依赖的方式促进胰岛素分泌 [1]。T2DM 患者体内的 GLP-1 相对缺乏且作用受损，尤其体现在餐后 GLP-1 水平明显降低，导致肠促胰素效应减弱。因此，提高 GLP-1 水平是改善糖代谢的重要途径，也是研究开发降糖药物的重要机制之一。

天然的 GLP-1 半衰期很短，仅为 1 ~ 2 min，分泌至血液循环后被二肽基肽酶 -4（DPP-4）快速分解而失去促胰岛素分泌活性。为使 GLP-1 更好地应用于临床，药物研发人员对其结构进行修饰，在保留其与 GLP-1 受体结合发挥生物学效应的同时使其不易被 DPP-4 快速降解，从而延长半衰期，提高活性 GLP-1 水平以达到药理浓度。此外发现来自美洲毒蜥唾液中的多肽 Exendin-4 不但可以激动 GLP-1 受体，还可抵抗 DPP-4 降解，因此 Exendin-4 也被开发为降糖药物。上述两类药物因仍可保持激活 GLP-1 受体的活性而被统称为 GLP-1 受体激动剂（GLP-1RA）[2]。

近年来，GLP-1RA 在 T2DM 治疗领域得到了广泛的应用，并在临床治疗中表现出良好的综合治疗效果。其不仅降糖效果显著，单独使用发生低血糖的风险小，同时兼具减重、降压、改善血脂谱等作用。由于 GLP-1RA 主要通过促进胰岛素分泌来发挥降糖作用，因此，GLP-1RA 治疗适用于尚有一定胰岛功能的 T2DM 患者。

二、GLP-1RA、血糖、糖尿病三者之间的关系

GLP-1RA 通过与 GLP-1 受体结合来发挥作用。目前已知的 GLP-1 受体广泛分布于全身多个器官或组织，除胰腺外，还包括中枢神经系统、胃肠道、肺、肾脏、心血管系统、肝脏、脂肪组织、骨骼肌等，因此 GLP-1RA 具有多效性作用，可有效降低血糖，改善胰岛 B 细胞功能，减轻体重，改善血脂谱及降低血压 [2-3]。

GLP-1RA 可纠正 T2DM 的多重病理生理机制，从而发挥降糖作用，主要机制包括 [4-5]：

（1）促进胰岛素生物合成和分泌，GLP-1RA以葡萄糖浓度依赖的方式促进胰岛素释放，还可增加胰岛素合成。

（2）抑制胰高血糖素分泌，GLP-1RA可直接作用于胰岛A细胞或间接通过刺激分泌的胰岛素和生长抑素的旁路效应，以葡萄糖浓度依赖的方式抑制胰高血糖素释放。

（3）保护胰岛B细胞，增加胰岛B细胞数量，GLP-1RA可通过抑制胰岛B细胞凋亡，促进其增生、再生，从而维持胰岛B细胞稳态并促进其功能恢复。

（4）减少肝糖输出，抑制肝脏葡萄糖生成。

（5）抑制食欲，增加饱腹感，从而减少热量摄入。

（6）延缓胃排空和胃肠蠕动。

图3-1-1详细阐述了三者之间的关系。

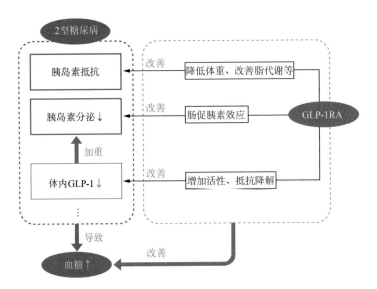

图 3-1-1 血糖、GLP-1RA、糖尿病三者之间的关系

参考文献

[1] Drucker D J, Mojsov S, Habener J F. Cell-specific post-translational processing of preproglucagon expressed from a metallothionein-glucagon fusion gene[J]. The Journal of Biological Chemistry, 1986, 261(21): 9637-9643.

[2] 纪立农，邹大进，洪天配，等. GLP-1RA 受体激动剂临床应用专家指导意见 [J]. 中国糖尿病杂志，2018, 26(5): 353-361.

[3] 中华医学会糖尿病学分会. 中国 2 型糖尿病防治指南（2020 年版）[J]. 中华糖尿病杂志，2021, 13(4): 315-409.

[4] Meloni A R, DeYoung M B, Lowe C, et al. GLP-1 receptor activated insulin secretion from pancreatic β-cells: Mechanism and glucose dependence[J]. Diabetes, Obesity & Metabolism, 2013, 15(1): 15-27.

[5] Campbell J E, Drucker D J. Pharmacology, physiology, and mechanisms of incretin hormone action[J]. Cell Metabolism, 2013, 17(6): 819-837.

第二节

糖尿病患者的 GLP-1RA 治疗

一、启用 GLP-1RA 治疗的时机

《中国 2 型糖尿病防治指南（2020 版）》[1] 推荐：GLP-1RA 可作为二联降糖治疗的主要联合用药选择之一。无论 HbA1c 水平是否达标，T2DM 患者合并动脉粥样硬化性心血管疾病（ASCVD）、ASCVD 高风险、心力衰竭或慢性肾脏病，建议首先联合使用有心血管疾病和慢性肾脏病获益证据的 GLP-1RA 或 SGLT2i。

美国糖尿病学会 (American Diabetes Association, ADA) 发布的 2024 版糖尿病诊疗标准（简称 ADA 指南）、欧洲糖尿病研究学会（European Association for the Study of Diabetes, EASD) 制定的共识中均推荐合并 ASCVD/ 高危因素的 T2DM 患者使用具有 CVD 获益证据的 GLP-1RA 作为一线治疗选择 [2-3]。

对仅有降糖需求的患者，GLP-1RA 具有强效的降糖效果。美国临床内分泌医师协会（AACE）发布的 2023 版 T2DM 综合管理流程共识声明 [4] 中将 GLP-1RA 列为一线治疗选择之一。

二、可供选择的 GLP-1RA 种类

（一）根据分子结构特点分类

GLP-1RA 受体激动剂可分为两大类：

（1）第一类是基于美洲毒蜥蜴唾液多肽 Exendin-4 结构由人工合成的,如艾塞那肽、利司那肽和洛塞那肽, 其氨基酸序列与人 GLP-1 同源性较低（约为 50%）。

（2）第二类基于天然人 GLP-1 结构,通过对人 GLP-1 分子结构进行局部修饰加工（如将少数氨基酸残基替换、加工修饰）而成,如利拉鲁肽、贝那鲁肽、度拉糖肽、司美格鲁肽等,其氨基酸序列与人 GLP-1 的同源性较高（≥ 90%）。其中,贝那鲁肽为重组人 GLP-1 分子,与人 GLP-1 的氨基酸序列完全相同。

（二）根据作用时间长短分类

GLP-1RA 受体激动剂分为短效、长效和超长效制剂三大类：

（1）短效制剂包括艾塞那肽、利司那肽、贝那鲁肽，一般需要每日 1 ~ 3 次皮下注射。

（2）长效制剂包括利拉鲁肽，需要每日 1 次皮下注射。

（3）超长效制剂包括度拉糖肽、洛塞那肽、艾塞那肽微球和司美格鲁肽等，一般需要每周 1 次皮下注射。

根据临床快速综合共识，统计有效性、经济性、医保属性和生产企业属性等各项得分，根据得分高低，可将 GLP-1 受体激动剂分为三档：第一梯队是司美格鲁肽、利拉鲁肽和度拉糖肽，第二梯队是洛塞那肽和艾塞那肽，第三梯队是贝那鲁肽和艾塞那肽微球[5]。见表 3-2-1。

表 3-2-1　GLP-1RA 类药物评价得分结果

评价维度	第一梯队			第二梯队		第三梯队	
	司美格鲁肽	利拉鲁肽	度拉糖肽	艾塞那肽	洛塞那肽	艾塞那肽微球	贝那鲁肽
药学特性	19	18.5	18.5	16.5	17.5	18	16.5
有效	22	22	20	20	20	20	20
安全	12.5	13.5	12.5	11.5	11	11.5	7.5
经济	14	14	17	14	17	8	17
其他属性	13.5	14	12.5	13	9	12	8
总分	81.0	81.0	80.5	74.8	74.5	69.5	69.0

不同 GLP-1RA 的分子结构特点和药代动力学差异见附录 3。

三、个体化的 GLP-1RA 治疗方案

（一）用于合并心血管疾病或高风险的 T2DM 患者

1. T2DM 合并心血管疾病及风险

糖尿病是心血管疾病的独立危险因素。糖尿病患者常常合并高血压、血脂紊乱等心血

管疾病的重要危险因素[6]，发生心血管疾病的风险增加 2 ~ 4 倍。糖尿病患者的心血管疾病主要包括动脉粥样硬化性心血管疾（ASCVD）和心力衰竭，其中 ASCVD 包括冠心病、脑血管疾病和周围血管疾病。心血管疾病也是 T2DM 患者致死、致残的主要原因[1]。

2. GLP-1RA 的心血管保护作用

GLP-1RA 心血管保护作用的机制尚未被完全阐明，目前考虑可能是通过直接或间接机制发挥作用：

（1）直接作用：包括抗炎、增加心肌葡萄糖摄取、改善缺血性损伤、改善左心室功能；改善血管内皮功能、增加血管舒张、抑制平滑肌增生，以及抑制血小板聚集等。

（2）间接作用：通过降低血糖、调节血脂、减轻体重和改善胰岛素抵抗等来改善心血管危险因素。国内外多项临床研究均证实，GLP-1RA 能通过上述机制及作用，有效改善空腹及餐后 2 h 血糖，降低 HbA$_{1c}$，减轻体重。体重的减轻及脂肪含量的减少有助于减轻胰岛素抵抗，对改善 T2DM 患者的血糖水平、减少降糖药物应用剂量、机体糖脂代谢等起到良性推动作用并有积极影响。此外，GLP-1RA 在改善高血脂、高血压及心血管保护等方面的疗效，有助于实现糖尿病综合管理达标，延缓糖尿病及合并症发生发展进程。

基于目前已完成的 CVOT 研究结果，在我国已获批的 GLP-1RA 中，利拉鲁肽、司美格鲁肽和度拉糖肽显示出了心血管保护作用，而利司那肽和艾塞那肽的心血管效应则为中性。贝那鲁肽和聚乙二醇洛塞那肽目前尚缺乏 CVOT 研究数据。其中利拉鲁肽是第一个证实具有心血管获益的 GLP-1RA，司美格鲁肽是目前中国市场第一且唯一获批心血管适应证的 GLP-1RA 周制剂。LEADER 研究显示，在接受标准治疗的基础上，利拉鲁肽可以进一步减少主要心血管不良事件（MACE）风险达 13%、全因死亡风险达 15%，其中减少心血管死亡风险 22%[7]。SUSTAIN-6 是司美格鲁肽的心血管结局研究。研究显示，司美格鲁肽显著降低 MACE 风险达 26%，其中 MACE 风险降低主要来自非致死性卒中（发生率显著降低 39%）和非致死性心肌梗死（发生率显著降低 26%）的驱动[8]。接受每周 1 次度拉糖肽治疗 T2DM 患者的心血管事件研究（REWIND）显示：在标准治疗基础上加用度拉糖肽（1.5 mg，每周 1 次）治疗可使伴有心血管危险因素或已确诊 CVD 的 T2DM 患者的 MACE 风险显著下降 12%，非致死性卒中风险显著下降 24%[9]。最新发布的《2023 ESC 糖尿病患者心血管病管理指南》推荐 GLP-1RA 是合并 ASCVD 的 T2DM 患者的一线用药，且此推荐独立于患者的基线 / 目标 HbA$_{1c}$ 和联合使用的降糖药物[10]。

（二）用于合并超重或肥胖的 T2DM 患者

1. 肥胖超重的危害

（1）肥胖是一种慢性病，也是全球公共卫生挑战[11-13]，其患病率预计到 2030 年将达到 49%。肥胖可导致胰岛素抵抗、高血压和血脂异常[14]，与 T2DM、心血管疾病和非酒精性脂肪性肝病等并发症有关[12-15]，并会缩短预期寿命。肥胖与住院人数增加、机械通气需求增加以及 2019 年新型冠状病毒 (Covid-19) 感染患者死亡有关[16-17]。虽然生活方式干预（饮食和运动）是体重管理的基石，但长期维持体重减轻具有挑战性。临床指南建议代谢性肥胖应早期辅助药物治疗，特别是对于体重指数 (BMI) ≥ 30 kg/m^2 的成年人，或共存疾病且 BMI ≥ 27 kg/m^2 的人[11-12,18]。在美国，与肥胖相关的慢性疾病造成的总损失为 1.71 万亿美元。考虑到与肥胖相关的医疗和经济成本，有效的体重管理对于降低相关的发病率和死亡率非常重要。然而，现有药物的使用仍然受到疗效、安全性和成本的限制[13]。

（2）超重和肥胖是 T2DM 发病的重要危险因素。T2DM 患者常伴有超重和肥胖，肥胖进一步增强 T2DM 患者胰岛素抵抗及糖脂代谢紊乱，进而影响降糖药物的应用剂量和疗效，并增加心肾负担及心血管疾病的发生风险。体重管理不仅是 T2DM 治疗的重要环节，改善 T2DM 患者的血糖控制、胰岛素抵抗和胰岛 B 细胞功能还有助于延缓糖尿病前期向 T2DM 的进展。

《中国 2 型糖尿病防治指南（2020 年版）》[1] 中特别指出：超重和肥胖的糖尿病患者选择降糖药物时应当综合考虑药物对体重的影响，并尽量减少增加体重的降糖药物，部分患者可考虑应用减重药物。2024 版 ADA 指南推荐，对于糖尿病合并超重 / 肥胖的患者，首选具有更大减重作用的 GLP-1 受体激动剂等治疗。

2. GLP-1RA 的减重作用

GLP-1RA 的减重机制主要为：

（1）抑制食欲：食欲下降导致能量摄入减少，被认为是对大脑产生直接和间接影响的结果[19-20]。大多数关于 GLP-1RA 对食欲减退和体重减轻的潜在机制的研究都集中在利拉鲁肽上，最显著的已知机制是通过直接激活下丘脑和后脑或通过迷走神经间接激活中枢和周围神经系统，导致食欲减退和食物摄入量减少[21]；从后脑孤束核到腹侧被盖区和伏隔核的投射也可能暗示 GLP-1RA 影响对食物的奖励和动机反应，从而降低食物总体的可口性[21]。通过减少食欲和对食物的渴望来降低能量摄入，改善饮食控制和膳食分量管理，并降低对高脂肪、高能量食物的相对偏好[22]。

（2）GLP-1RA 可以延缓胃排空。

（3）改善胰岛素抵抗，激活棕色脂肪组织，燃烧能量。

（4）有的 GLP-1RA 具有加快静息代谢率的作用。

（5）如与二甲双胍、SGLT2i 等具有减重作用的降糖药物联合应用，可能获得更多的降糖及减重效应。

对于具有减重作用的降糖药物包括二甲双胍、SGLT2i、GLP-1RA、α-糖苷酶抑制剂等，减重程度因药而异、因人而异。从临床效果看，GLP-1RA 减轻体重的作用效果相对口服降糖药物更加显著。因此，对于体型肥胖、超重，或体型中等但存在腹型肥胖、以胰岛素抵抗为主、减重可能给糖脂代谢带来更多获益的 T2DM 患者，更推荐 GLP-1RA 作为其降糖方案的用药选择之一 [23]。

（三）用于合并慢性肾脏病的 T2DM 患者

1. T2DM 合并肾脏疾病及风险

慢性肾病的全球患病率正在上升，目前估计为 9.1%[24]。随着全球 T2DM 负担的增加，肾衰竭的患病率也在增加。到 2030 年，肾衰竭的患病人数预计将超过 500 万人[25]。糖尿病是慢性肾脏病的主要发病原因，全球约 40% 的糖尿病患者会发生 CKD[26]。糖尿病也是加剧肾功能下降的重要原因，临床上既要减缓肾功能下降，又要控制血糖的治疗选择有限[27]。

2. GLP-1RA 对肾脏的保护作用

GLP-1RA 对肾脏的保护作用体现在其可显著减少尿白蛋白排泄量，可减少肾脏复合终点（新发大量蛋白尿、肾小球滤过率下降 30%、进展至终末期肾病或肾脏性死亡）17%[28]。司美格鲁肽的大型临床 3 期研究（FLOW）采用多中心、随机化、双盲、安慰剂对照的优效性设计，共纳入 3 533 例合并慢性肾病的 T2DM 患者，随机分为两组，在常规治疗基础上分别应用司美格鲁肽 1.0 mg、QW 或安慰剂治疗。主要复合终点为 eGFR 较基线水平持续下降 ≥ 50%、终末期肾病、肾脏性死亡或心血管死亡。初步数据显示，对于合并肾脏损害的 T2DM 患者，与安慰剂相比，应用司美格鲁肽 1.0mg 治疗可以显著延缓肾脏疾病进展，同时降低心血管和肾脏死亡风险达 24%[29]。在 ELIXA 研究中亦发现，利司那肽可降低 T2DM 伴大量白蛋白尿患者的蛋白尿进展，并使新发蛋白尿的风险降低 19%[30]。

（四）用于低血糖风险较高的 T2DM 患者

GLP-1RA 特点之一就是以葡萄糖浓度依赖的方式降低血糖，血糖升高时促进胰岛素分泌，抑制胰高血糖素分泌，当血糖降低时，葡萄糖依赖性促胰岛素释放多肽（GIP），以多种方式增强和补充 GLP-1RA 的功效，增加胰高血糖素分泌，从而在不增加低血糖的情况下改善血糖控制。因此 GLP-1RA 单独应用时不增加低血糖发生风险，成了低血糖风险较高 T2DM 患者治疗的安全用药选择。但是，这类药往往不会作为单一用药，有时会与其他药物联合使用，因此要注意联合用药的一些要点：

（1）对于低血糖风险较大或既往应用促泌剂或胰岛素多次发生低血糖的患者，可根据胰岛功能及血糖水平等情况，考虑调整为包括 GLP-1RA 等低血糖风险较小的降糖药物方案，并注意及时减小胰岛素或其他降糖药物剂量，避免发生低血糖。

（2）含有磺脲类药物或胰岛素在内的二联或三联降糖治疗方案中，在加用 GLP-1RA 时，建议减少磺脲类药物或胰岛素的剂量或停用其中一种降糖药物，以减少低血糖发生风险。

（3）在临床应用中，多数患者在加用 GLP-1RA 的当日或第二日起，即可开始逐渐减少胰岛素剂量，以避免发生低血糖。剂量调整期间加强血糖监测，在最终减少胰岛素剂量至血糖稳定后可确定降糖方案。

（五）用于伴有肝、肾功能不全的 T2DM 患者

不同 GLP-1RA 的药代动力学特点差别较大，在肝、肾功能不全患者中的使用也有所区别（见表 3-2-2）。国内上市的 GLP-1RA（除贝那鲁肽缺乏研究数据外）均可用于轻、中度肾功能不全患者，其中利拉鲁肽、度拉糖肽、司美格鲁肽可用于重度肾功能不全的患者，但终末期肾病患者禁用。

在肝功能不全患者中的应用方面，利拉鲁肽、司美格鲁肽可用于轻、中度肝功能不全患者，利司那肽和度拉糖肽的使用不受肝功能的限制，其他药物在此方面尚缺乏足够的研究数据支持。

（六）用于特殊类型的 T2DM 患者

对于老年患者：GLP-1RA 可以用于 65 岁以上的 T2DM 患者，在一定年龄范围内无须根据年龄调整剂量，但需要注意的是，不同 GLP-1RA 在老年人群中应用研究数据存在一定差异和局限性，因此在临床应用中可参考表 3-2-3 内容。

对于儿童和青少年患者：美国食品药品监督管理局于 2019 年批准利拉鲁肽用于治疗 ≥ 10 岁的儿童和青少年 T2DM 患者。我国尚未批准任何 GLP-1RA 用于治疗 18 岁以下儿童和青少年 T2DM 患者[31]。

表 3-2-2　GLP-1RA 在肝、肾功能不全患者中的应用

药物名称	肾功能不全（肌酐清除率）			肝功能不全	
	轻度 (eGFR ≥ 60 mL/min)	中度 (eGFR 30 ~ 59 mL/min)	重度 (eGFR < 30 mL/min)	轻度、中度 (Child-Pugh A、 B 级)	重度 (Child-Pugh C 级)
艾塞那肽	√	√	×	未知	未知
利司那肽	√	√	×	√	√
贝那鲁肽	√	未知	未知	未知	未知
利拉鲁肽	√	√	√ （< 15 mL/min 不推荐）	√	×
度拉糖肽	√	√	√ （< 15 mL/min 禁用）	√	√
洛塞那肽	√	减量应用	未知	未知	未知
艾塞那肽微球	√	慎用 (30 ~ 50 mL/min)	×	未知	未知
司美格鲁肽	√	√	√ （< 15 mL/min 不推荐）	√	慎用

注：数据来源于药品说明书。Child-Pugh 肝功能分级：A 级 5～6 分，B 级 7～9 分，C 级 ≥ 10 分。"√"表示推荐使用，"×"表示不推荐使用。

表 3-2-3　GLP-1RA 在老年人群中的应用

药物名称	在老年人群中的应用
艾塞那肽	65 ~ 73 岁患者无须调整剂量
利司那肽	无须根据年龄调整剂量
贝那鲁肽	65 ~ 75 岁患者无须调整剂量，尚未进行 75 岁以上患者中的临床研究
利拉鲁肽	无须根据年龄调整剂量
度拉糖肽	无须根据年龄调整剂量
洛塞那肽	无须根据年龄调整剂量，尚未进行 78 岁以上患者中的临床研究
艾塞那肽微球	65 ~ 75 岁患者无须调整剂量，尚未进行 75 岁以上患者中的临床研究
司美格鲁肽	无须根据年龄调整剂量，在年龄 ≥ 75 岁患者中的治疗经验有限

注：数据来源于药品说明书。

对于妊娠或哺乳期妇女：由于缺乏在妊娠妇女中开展的高质量研究的数据，GLP-1RA 在妊娠妇女中使用的安全性未知，故不推荐其在妊娠妇女中使用。此外，部分 GLP-1RA 在动物实验中被证实可经乳汁分泌，故不推荐哺乳期妇女使用这类药物[31]。

综上所述，GLP-1RA 不仅可显著降低 T2DM 患者的血糖，还可以辅助减重、降低血压、降低血脂、改善多种心血管危险因素；部分 GLP-1RA 被证实具有明确的心血管保护作用，不额外增加低血糖风险，更适合 T2DM 合并超重、肥胖、脂代谢异常、代谢综合征、心血管疾病及心血管危险因素等患者应用。在为不同患者制订降糖处方时需综合考虑患者的血糖水平、全身代谢状态、合并疾病及疾病风险因素、肝肾功能情况、年龄、用药依从性等多方因素，可选择合适的 GLP-1RA 类药物，并告知患者用药频次及剂量、需要关注的不良反应及注意事项等具体内容。

四、GLP-1RA 治疗的不良反应

1. 胃肠道反应

GLP-1RA 最常见的不良反应为胃肠道不适，包括恶心、呕吐、腹泻、腹痛、消化不良、食欲下降等。大多数胃肠道反应均为轻至中度，呈一过性，很少会导致治疗停止。在治疗开始阶段，胃肠道不良反应如恶心发生率可能较高，但其症状严重程度和发生频率通常会随治疗时间延长而减轻。胃肠道反应呈剂量依赖性，为减少胃肠道反应，可从小剂量起始，逐渐加量。在患者可耐受的情况下，尽量避免停药。对于不耐受的患者应停药并及时更改为其他治疗方案。GLP-1RA 所致的胃肠道反应可能会加重 T2DM 合并严重胃肠道疾病（如重度胃轻瘫、炎症性肠病）患者的胃肠道不适，故此类患者不推荐使用 GLP-1RA。

2. 低血糖

GLP-1RA 单独使用不会导致低血糖[28]，但与其他可导致低血糖的药物（如磺脲类药物、胰岛素）联合应用时，发生低血糖的风险依然存在；适当减少联用的药物剂量可减少低血糖风险。在联合使用 GLP-1RA 和磺脲类药物或胰岛素时，应告知患者在高危作业如驾驶或操作机械时采取必要措施防止发生低血糖。如果患者已经采用不包含 GLP-1RA 在内的二联或三联降糖治疗方案且 HbA$_{1c}$ 已达标，而基于患者的合并症情况（如合并 ASCVD、CKD 或肥胖）需要加用 GLP-1RA 时，可以考虑停用一种二甲双胍以外的降糖药物或减少其剂量。

3. 免疫源性

少部分患者应用 GLP-1RA 后，可能会产生相应药物的抗体。多项研究显示，抗体形成不会导致疗效降低，无论抗体状态呈阴性或阳性，治疗后 HbA_{1c} 较基线的变化均相似[32]。

五、GLP-1RA 治疗的注意事项

避免应用 GLP-1RA 类药物的情况有以下几种：

（1）GLP-1RA 目前不能用于 T1DM 患者或用于治疗糖尿病酮症酸中毒。

（2）GLP-1RA 的禁忌证还包括对该类产品活性成分或任何其他辅料过敏者，有甲状腺髓样癌（MTC）病史或家族史患者，多发性内分泌腺瘤病 2 型（MEN2）患者。故在准备使用前注意询问患者相关病史，完善甲状腺彩超、降钙素等甲状腺肿瘤指标检查。并告知患者关于 MTC 的潜在风险、甲状腺肿瘤的症状以及定期随访的要求。

（3）关注胰腺方面疾病：虽然多项研究显示，与安慰剂相比，GLP-1RA 治疗并未增加急性胰腺炎及胰腺癌的发生风险[28]，但临床使用中曾报告与 GLP-1RA 治疗相关的急性胰腺炎不良事件。因此，出于安全性考虑，不推荐有胰腺炎病史或高风险的 T2DM 患者使用 GLP-1RA[31]。故在准备使用前注意询问患者急性胰腺炎等相关病史，完善淀粉酶、血脂等相关检查，对于甘油三酯水平明显升高的患者，进行必要的降脂治疗并评估 GLP-1RA 类药物的应用获益及风险。

参考文献

[1] 中华医学会糖尿病学分会. 中国 2 型糖尿病防治指南（2020 年版）[J]. 中华糖尿病杂志,
2021, 13(4)：315-409.

[2] American Diabetes Association Professional Practice Committee. 9. Pharmacologic
approaches to glycemic treatment: Standards of care in diabetes-2024[J]. Diabetes Care,
2024, 47(Suppl 1)：S158-S178.

[3] Davies M J, Aroda V R, Collins B S, et al. Management of hyperglycaemia in type 2
diabetes, 2022. A consensus report by the American Diabetes Association (ADA) and the
European Association for the Study of Diabetes (EASD)[J]. Diabetologia, 2022, 65(12)：
1925-1966.

[4] Samson S L, Vellanki P, Blonde L, et al. American association of clinical endocrinology
consensus statement: Comprehensive type 2 diabetes management algorithm – 2023 update[J].
Endocrine Practice: Official Journal of the American College of Endocrinology and the
American Association of Clinical Endocrinologists, 2023, 29(5)：305-340.

[5] 广东省药学会. 广东省胰高糖素样肽 1 受体激动剂（GLP-1RA）临床快速综合评价专家共
识 [EB/OL]. (2022-09-22). [2023-06-04]. http://www.sinopharmacy.com.cn/uploads/
file1/20220920/63296a374bd6e.pdf.

[6] Ji L N, Hu D Y, Pan C Y, et al. Primacy of the 3B approach to control risk factors for
cardiovascular disease in type 2 diabetes patients[J]. The American Journal of Medicine,
2013, 126(10)：925.e11-925.e22.

[7] Marso S P, Daniels G H, Brown-Frandsen K, et al. Liraglutide and cardiovascular outcomes
in type 2 diabetes[J]. The New England Journal of Medicine, 2016, 375(4)：311-322.

[8] Marso S P, Bain S C, Consoli A, et al. Semaglutide and cardiovascular outcomes in
patients with type 2 diabetes[J]. The New England Journal of Medicine, 2016, 375(19)：
1834-1844.

[9] Gerstein H C, Colhoun H M, Dagenais G R, et al. Dulaglutide and cardiovascular outcomes
in type 2 diabetes (REWIND): A double-blind, randomised placebo-controlled trial[J].
Lancet, 2019, 394(10193)：121-130.

[10] Marx N, Federici M, Schütt K, et al. 2023 ESC Guidelines for the management of
cardiovascular disease in patients with diabetes[J]. European Heart Journal, 2023,
44(39)：4043-4140.

[11] Garvey W T, Mechanick J I, Brett E M, et al. American association of clinical
endocrinologists and American college of endocrinology comprehensive clinical practice

guidelines for medical care of patients with obesity[J]. Endocrine Practice: Official Journal of the American College of Endocrinology and the American Association of Clinical Endocrinologists, 2016, 22(Suppl 3): 1-203.

[12] Yumuk V, Tsigos C, Fried M, et al. European guidelines for obesity management in adults[J]. Obesity Facts, 2015, 8(6): 402-424.

[13] Bessesen D H, Van Gaal L F. Progress and challenges in anti-obesity pharmacotherapy[J]. The Lancet Diabetes & Endocrinology, 2018, 6(3): 237-248.

[14] Neeland I J, Poirier P, Després J P. Cardiovascular and metabolic heterogeneity of obesity: Clinical challenges and implications for management[J]. Circulation, 2018, 137(13): 1391-1406.

[15] Guh D P, Zhang W, Bansback N, et al. The incidence of co-morbidities related to obesity and overweight: A systematic review and meta-analysis[J]. BMC Public Health, 2009, 9: 88.

[16] Yang J, Hu J, Zhu C. Obesity aggravates COVID-19: A systematic review and meta-analysis[J]. Journal of Medical Virology, 2021, 93(1): 257-261.

[17] Sanchis-Gomar F, Lavie C J, Mehra M R, et al. Obesity and outcomes in COVID-19: When an epidemic and pandemic collide[J]. Mayo Clinic Proceedings, 2020, 95(7): 1445-1453.

[18] Wharton S, Lau D C W, Vallis M, et al. Obesity in adults: A clinical practice guideline[J]. CMAJ: Canadian Medical Association Journal, 2020, 192(31): E875-E891.

[19] Blundell J, Finlayson G, Axelsen M, et al. Effects of once-weekly semaglutide on appetite, energy intake, control of eating, food preference and body weight in subjects with obesity[J]. Diabetes, Obesity & Metabolism, 2017, 19(9): 1242-1251.

[20] Friedrichsen M, Breitschaft A, Tadayon S, et al. The effect of semaglutide 2.4 Mg once weekly on energy intake, appetite, control of eating, and gastric emptying in adults with obesity[J]. Diabetes, Obesity and Metabolism, 2021, 23(3): 754-762.

[21] Ladenheim E E. Liraglutide and obesity: A review of the data so far[J]. Drug Design, Development and Therapy, 2015, 9: 1867-1875.

[22] Blundell J, Finlayson G, Axelsen M, et al. Effects of once-weekly semaglutide on appetite, energy intake, control of eating, food preference and body weight in subjects with obesity[J]. Diabetes, Obesity & Metabolism, 2017, 19(9): 1242-1251.

[23] Wilding J P H, Batterham R L, Calanna S, et al. Once-weekly semaglutide in adults with overweight or obesity[J]. The New England Journal of Medicine, 2021, 384(11): 989-1002.

[24] GBD Chronic Kidney Disease Collaboration. Global, regional, and national burden of chronic kidney disease, 1990-2017: A systematic analysis for the Global Burden of Disease Study 2017[J]. Lancet, 2020, 395(10225): 709-733.

[25] Liyanage T, Ninomiya T, Jha V, et al. Worldwide access to treatment for end-stage kidney disease: A systematic review[J]. Lancet, 2015, 385(9981): 1975-1982.

[26] Xie Y, Bowe B, Mokdad A H, et al. Analysis of the Global Burden of Disease study highlights the global, regional, and national trends of chronic kidney disease epidemiology from 1990 to 2016[J]. Kidney International, 2018, 94(3): 567-581.

[27] Levey A S, Eckardt K U, Dorman N M, et al. Nomenclature for kidney function and disease: Report of a Kidney Disease: Improving Global Outcomes (KDIGO) Consensus Conference[J]. Kidney International, 2020, 97(6): 1117-1129.

[28] Kristensen S L, Rørth R, Jhund P S, et al. Cardiovascular, mortality, and kidney outcomes with GLP-1 receptor agonists in patients with type 2 diabetes: A systematic review and meta-analysis of cardiovascular outcome trials[J]. The Lancet Diabetes & Endocrinology, 2019, 7(10): 776-785.

[29] Novo Nordisk A/S. Semaglutide 1.0 mg demonstrates 24% reduction in the risk of kidney disease-related events in people with type 2 diabetes and chronic kidney disease in the FLOW trial[EB/OL]. [2024-3-5]. https://markets.ft.com/data/announce/detail?dockey=1330-1000927358en-0D5QBM5CTMJD2710QD8ISL3J5R. [2024-8-24]

[30] Muskiet M H A, Tonneijck L, Huang Y, et al. Lixisenatide and renal outcomes in patients with type 2 diabetes and acute coronary syndrome: An exploratory analysis of the ELIXA randomised, placebo-controlled trial[J]. The Lancet Diabetes & Endocrinology, 2018, 6(11): 859-869.

[31] 中华医学会内分泌学分会，中华医学会糖尿病学分会 . 胰高糖素样肽 -1(GLP-1) 受体激动剂用于治疗 2 型糖尿病的临床专家共识 [J]. 中华内科杂志，2020, 59(11): 836-846.

[32] 纪立农，邹大进，洪天配，等 . GLP-1RA 受体激动剂临床应用专家指导意见 [J]. 中国糖尿病杂志，2018, 26(5): 353-361.

第三节

应用 GLP-1RA 治疗的糖尿病患者的教育和管理

一、使用GLP-1RA的患者如何进行生活管理

GLP-1RA 类药物能有效改善空腹及餐后 2 h 血糖，减少 HbA$_{1c}$，减轻体重，并改善血脂谱及降低血压，适用于伴 ASCVD 或高危心血管疾病风险的 T2DM 患者[1-2]。这些患者往往伴随着高血压、血脂异常、睡眠呼吸暂停、心血管疾病等合并症，因此用药期间的生活管理对于提高治疗效果非常关键[3]。患者需要在糖尿病常规生活管理的基础上，进行其他危险因素的同步管理。GLP-1RA 类药物并非胰岛素的替代品，用药前应重点告知患者或家属 GLP-1RA 类药物的使用方法和使用剂量，确保患者或家属可以正确进行注射。用药期间监测血糖变化情况并做好记录，以便复诊时医生可以根据血糖状况调整用药；同时还应控制饮食结构，低糖、低脂饮食，适当运动，以更好地控制血糖和体质量等。还应告知患者或患者家属可能发生的不良反应，以及不良反应的预防和处理方法。观察患者有无消化道症状，如恶心、呕吐、腹痛、腹胀、腹泻等，且能否耐受。有无低血糖反应，如心慌、手抖、出汗等。患者用药期间有任何不适，都应及时联系医生[4]。具体如下：

（一）糖尿病常规生活管理

1. 饮食管理

饮食习惯对 GLP-1RA 类药物作用很重要[5]。GLP-1RA 类药物的主要不良反应为轻至中度的胃肠道反应，包括腹泻、恶心、腹胀、呕吐等。这些不良反应多见于治疗初期，随着使用时间延长，不良反应逐渐减轻，因消化道症状而停药的比例在10%以下[6]。因此，首先，药物的使用推荐从最低剂量起始，逐渐增加到药物的获益剂量或最大耐受剂量[6]；同时，患者需要逐渐适应和控制进食量，以避免不适感，通过饮食调整、少量多餐来减少消化道症状；待症状减轻后，恢复并保持每日饮食的规律性和稳定性，既要避免使用初期的饥饿状态，也要避免适应后的大量进食，以免影响 GLP-1RA 的作用效果。

2. 运动管理

GLP-1RA 类药物可以改善肥胖患者的胰岛素抵抗、控制血糖、减少脂肪堆积等，

并且与运动结合可以获得更好的治疗效果[7]。但 GLP-1RA 类药物可能导致恶心、呕吐等胃肠道反应，特别是在启用阶段更明显。临床发现当服用 GLP-1RA 类药物与运动结合时，这种不适感可能会增加[7]，因此，患者需要在使用药物时密切关注身体反应，在运动前后关注进食量，以减少不良反应。另外，在出现不适感时不要强行运动，以免症状加重。

最新研究显示，运动联合 GLP-1RA 可使患者在减肥维持期间保持骨密度。因此，使用 GLP-1RA 类药物的患者如果能进行规律的中高强度运动（至少每周 150 min 中等强度，或 75 min 高强度有氧体育活动或两者的等效组合），可以避免体重减轻可能面临的骨质流失的风险，并有可能得到骨量的获益。且该项研究也提示减重达标后继续进行中高强度运动对避免停药后的体重反弹有益[8]。

（二）其他危险因素管理

1. 体重管理

糖尿病伴有肥胖的患者可能长期处于肥胖状态，有的患者对健康生活方式的依从性很差，因此减重难度很大[3]。GLP-1RA 类药物很重要的治疗获益便是联合生活方式干预，成为对抗糖尿病患者肥胖的有效措施[5]。超重和肥胖的糖尿病患者应设立减重目标并制订长期的减重维持计划，尽量采用生活方式及药物治疗的方式进行减重，如低热量饮食、适当体育锻炼等，持续监测体重[1]。

2. 心血管疾病及危险因素管理

糖尿病患者常伴有高血压、血脂紊乱等心血管疾病的重要危险因素，《中国 2 型糖尿病防治指南（2020 年版）》建议糖尿病患者至少应每年评估心血管疾病的风险因素，并对多重危险因素进行综合控制，如降压治疗、调脂治疗、抗血小板治疗等。GLP-1RA 类药物具有明确的心血管保护作用，可用于伴有心血管疾病或危险因素的 T2DM 患者[1]。

糖尿病合并心血管疾病或危险因素患者在规律用药的同时，生活方面还需要注意：营养均衡、合理饮食，清淡饮食、少油低盐，每天钠盐摄入量不高于 6 g，适当补钾；每周进行与心肺功能相匹配的运动 5 次，每次至少 30 min；每周最好进行 2 ~ 3 次抗阻运动（无禁忌证，两次锻炼间隔 ≥ 48 h）。中老年患者要根据身体状况坚持进行身体活动，避免久坐不动。在空腹血糖＞16.7 mmol/L，反复低血糖或血糖波动较大，有糖尿病酮症酸中毒等急性代谢并发症，合并急性感染、增殖性视网膜病变、严重肾病、严重心脑血管疾病（不稳定型心绞痛、严重心律失常、一过性脑缺血发作）等情况下禁忌运动。另外应注意戒烟限酒，减少被动吸烟，限制酒精摄入（男性每日摄入酒精量＜25 g，女性每日摄入酒精量＜15 g；每周摄入酒精不超过 2 次）[2]。

3. 糖尿病肾病管理

GLP-1RA 被认为具有不依赖于降糖作用的肾脏保护作用，GLP-1RA 类药物不仅可以用于降低 CVD 风险，还可能减缓 CKD 的进展。《中国 2 型糖尿病防治指南（2020年版）》建议 T2DM 患者在确定诊断时即应进行肾脏病变的筛查，以后应每年至少筛查 1 次，包括尿常规、尿白蛋白肌酐比值（UACR）和血肌酐（计算 eGFR），从而发现早期肾脏损伤[1]。此外，指南建议对糖尿病肾病患者进行包含不良生活方式调整、危险因素（高血糖、高血压、脂代谢紊乱等）控制及糖尿病教育在内的综合管理，以降低糖尿病患者的肾脏不良事件和死亡风险[1]。

糖尿病肾病作为糖尿病患者的常见并发症之一，其管理离不开科学的生活管理，包括运动管理以及蛋白质、脂肪、碳水化合物、钠盐和维生素等营养物质的摄入管理等。糖尿病肾病患者可进行中等强度的有氧运动（步行、慢跑、骑自行车、游泳、跳健身舞等）和抗阻运动（仰卧起坐、俯卧撑、抬举哑铃、拉伸拉力器等）。限制蛋白质摄入是糖尿病肾病的一个重要治疗手段，旨在帮助机体维持相对良好的营养状态，同时减少过多废物在患者体内积聚，并尽可能缓解尿毒症相关症状；建议糖尿病肾病患者摄入的蛋白质以从家禽、鱼、大豆及植物等中获得的生物学效价高的优质蛋白质为主。限制糖尿病肾病患者钠盐摄入可以降压、降尿蛋白以及降低心血管事件的发生风险；推荐糖尿病肾病患者限制盐的摄入（＜5.0 g/d），注意个体化调整，同时注意适当限制水的摄入，避免低钠血症发生。

4. 阻塞性睡眠呼吸暂停低通气综合征（OSAHS）管理

GLP-1RA 类药物可降低 OSAHS 伴发 T2DM 患者的呼吸暂停低通气指数（AHI）、体重和 HbA_{1c}，提高患者睡眠和健康相关生活质量[1]。《中国 2 型糖尿病防治指南（2020年版）》建议患者积极减重，戒烟、酒，戒辛辣刺激食物，慎用镇静催眠药物，白天适当运动，调整睡眠体位（侧卧位睡眠和适当抬高床头）等，必要时可以采用一些改善 OSAHS 的治疗，如持续气道正压通气（CPAP）、口腔矫正等[1]。

二、使用 GLP-1RA 的患者的自我监测

GLP-1RA 类药物通常与口服药物或胰岛素等联合使用，因此，患者需要对血糖等指标进行规律的自我监测，以了解治疗效果，便于治疗方案的及时调整，减缓和预防多种并发症发生。医护人员需要帮助患者理解定期监测的重要性，并帮助患者制订个性化监测方案。

1. 血糖监测

血糖监测作为糖尿病管理的重要组成部分，是通过直观的数据来评估糖尿病患者糖代谢程度的重要手段，同时也是大多数医疗机构监测血糖治疗效果及调整治疗方案的重要参考指标。血糖不稳定或处于不正常水平时，应制订相应的调整方案。虽然 GLP-1RA 类药物在引起低血糖方面有较好的安全性，但同样需要血糖监测来验证治疗的效果。另外，GLP-1RA 类药物也会和其他降糖药物联合使用，低血糖发生在所难免[6]，因此需要通过血糖监测来发现；当然，同样需要血糖监测来验证联合治疗方案的可行性和实际效果。

接受 GLP-1RA 日制剂或周制剂治疗的糖尿病患者，可采用相同的血糖监测方案。若有频发低血糖症状、感染以及正在调整用药方案等情况，可实行短期强化血糖监测方案，在获得充分的血糖数据并采取了相应的治疗措施后，可过渡使用交替血糖监测方案进行监测[9]。具体监测频率及时间点见表 3-3-1。

表 3-3-1 短期强化血糖监测方案和交替血糖监测方案

监测频率		空腹	早餐后	午餐前	午餐后	晚餐前	晚餐后	睡前
短期强化血糖监测方案	每周连续 3 d	√	√		√	√	√	
交替血糖监测方案	周一	√	√					
	周二			√	√			
	周三					√	√	
	周四	√	√					
	周五			√	√			
	周六			间隔休息				
	周日	√	√			√	√	

2. 体重监测

GLP-1RA 类药物可以减轻体重，因此患者需要通过体重监测来验证治疗的效果。建议患者按照体重管理目标定期监测体重变化，可以通过体重指数、腰围等指标判断减重效果，并根据需要调整治疗方案或减重行为。虽然 GLP-1RA 类药物可以减轻体重，但并非所有使用这类药物的患者都会有显著的体重减轻。体重的减轻也可能会受到饮食习惯、运动量等因素的影响。因此，加强患者对于减重行为的认知教育有助于提升患者自身行为的严谨性。另外，如果患者在使用药物后体重变化没有达到预期，应及时与医生沟通，不要随意增加药物剂量。

3. 血压监测

GLP-1RA 类药物可以降低血压，患者应该定期进行血压监测，评估用药效果，同时确保血压控制良好，减少糖尿病并发症的发生风险。初期开始使用有症状期间建议每天监测血压；症状稳定后，可适当每周监测血压。正在使用 GLP-1RA 类药物的患者如果发现血压有异常变化或出现相关症状（如头晕、乏力等），应立即就医，可能需要调整药物方案或进行其他治疗。此外，除了药物治疗，患者还应了解健康的生活方式对血压控制的重要性，比如合理饮食、适量运动、戒烟限酒等。糖尿病患者血压控制目标为 < 130/80mmHg[1]。对于糖尿病合并冠心病患者，血压控制目标值不宜过低，应避免血压过度降低而造成冠脉侧支血流和心脏灌注减少，加重心肌缺血 [10]。

4. 血脂监测

多数 T2DM 患者餐后血糖显著升高，胰岛素抵抗明显，多伴随血脂异常，而血脂异常是动脉粥样硬化重要危险因素。血脂管理是糖尿病管理的重要组成部分，可以降低心脏病和中风等严重并发症的风险。GLP-1RA 类药物可以改善血脂谱，因此患者应该每季度或每半年监测进行总胆固醇（TC）、甘油三酯（TG）、低密度脂蛋白胆固醇（LDL-C）、高密度脂蛋白胆固醇（HDL-C）等血脂监测，以了解用药效果以及评估心血管健康状况。同时，在调脂过程中患者需要配合改变饮食习惯，增加运动量，或者根据医生建议适当使用调整血脂的药物。

5. 肾功能监测

GLP-1RA 类药物的清除主要通过肾脏进行。如果患者的肾功能不佳，可能会影响药物的排泄，导致药物在体内积累，从而产生副作用。使用 GLP-1RA 类药物的患者需要定期进行血肌酐、尿素氮等肾功能指标的检测，以及尿常规、尿蛋白定量等相关检查。使用 GLP-1RA 前后 1 个月可进行肾功能监测，确保用药安全，后定期每季度进行常规肾功能监测。如果发现肾功能异常，可能需要调整药物剂量，或者转而采用其他治疗方案。在《2 型糖尿病合并慢性肾脏病患者多重用药安全中国专家共识》中，糖尿病合并 CKD 患者应采用综合治疗策略，以降低心血管疾病的风险和肾脏疾病进展为主要治疗目标，并需要严格控制心血管危险因素，包括高血压、高血糖、血脂异常、吸烟、肥胖等，有效缓解蛋白尿，避免使用肾毒性药物和调整药物剂量，以延缓 CKD 进展 [11]。因此，患者也需要注意保护肾脏健康，包括控制好血糖、血压和血脂，避免使用可能损伤肾脏的药物，以及保持良好的生活习惯等。

6. 注射部位不良反应监测

GLP-1RA 的注射部位反应总体来说是温和、短暂的，如皮疹、红斑，且一般为轻度反应。发生注射部位反应可能与患者注射技术、针头粗细及更换频率、注射部位的选择等有关。鉴于此，可以通过更换注射部位、避免针头重复使用、指导患者正确使用注射装置等措施预防此类不良反应的发生。患者在同一解剖区域规律轮换注射 GLP-1RA，要求每个注射点每 2 周注射次数≤ 2 次。

7. 其他不良反应监测

患者应该随时告知医生出现的不良反应（如恶心、呕吐、腹泻、腹痛、消化不良、食欲下降等使用 GLP-1RA 类药物造成的不良反应，以及降糖过程中出现的低血糖等不良反应），并根据医生的建议调整用药方法[4]。

三、使用GLP-1RA的患者教育管理要求

知识缺乏和依从性不佳是患者使用 GLP-1RA 类药物治疗的主要障碍。因此，当患者开始使用 GLP-1RA 类药物时，需要给予教育管理支持。

（一）药物相关知识教育

1. 提高患者对药物治疗的认识

患者需要了解 GLP-1RA 类药物的药理作用、种类、副作用和注意事项等知识。GLP-1RA 类药物的药理作用为促进胰岛 B 细胞葡萄糖依赖性的胰岛素分泌，减少胰高血糖素的分泌，延缓胃排空。GLP-1RA 类药物不仅可以有效改善空腹及餐后 2 h 血糖，降低 HbA_{1c}，具有较小的低血糖风险，还可以通过减少食欲和提高饱腹感来帮助患者减轻体重，减少心血管事件的风险[1]。随着 GLP-1RA 周制剂的出现，患者可以明显减少注射次数，减轻注射带来的不便和不适感，用药便捷性增加，治疗的依从性得到提升。另外，GLP-1RA 周制剂由于使用频率较低，可能会减少某些副作用，并且能够提供持续的药效，有助于更稳定地控制疾病。

2. 不良反应的合理应对

GLP-1RA 类药物最常见不良反应为胃肠道反应，包括恶心、呕吐、腹泻、腹痛、消化不良、食欲下降等。胃肠道反应呈剂量依赖性，为减少这类反应，GLP-1RA 类药物

可从小剂量起始，逐渐加量，提高患者的耐受性和治疗依从性。胃肠道反应一般会在使用一段时间后自行减轻或消失。患者可以少食多餐，同时保证摄入充足的水分和充分休息。如果副作用持续或加重，应及时与医生沟通，以便调整治疗方案。

3. 遗漏注射的补救原则[4]

表 3-3-2　GLP-1RA 的漏打补打方法 *

制剂类型	制剂名称	漏打补打措施
日制剂	贝那鲁肽、艾塞那肽	如果漏打，不建议饭后补打注射；在下次注射时按照计划给药即可
	利司那肽	如果漏打，应在下一餐前 1 h 内补打注射
	利拉鲁肽	发现漏打后，当天可随时补打，第二天按正常剂量在往常同一时间注射
周制剂	度拉糖肽、洛塞那肽、艾塞那肽微球	发现漏打后，如果距下一次给药 3 d 或以上，应尽快补打给药；如果距下一次给药短于 3 d，不应补打注射，按预定日期注射，注意两针之间应至少间隔 3 d
	司美格鲁肽	发现漏打后，应在遗漏用药后 5 d 内尽快给药；如果遗漏用药已超过 5 d，则应略过遗漏的剂量，在正常的计划用药日接受下一次用药，应注意两剂间隔至少 48 h

* 部分内容来源于药物说明书。

（二）提高用药依从性

良好的用药依从性和持久性对于 T2DM 患者的管理至关重要，是血糖有效控制的保证。而成本和耐受性问题是患者使用 GLP-1RA 类药物的重要考虑因素。患者对 GLP-1RA 的依从性不仅归因于注射频次和注射装置操作的简便性，还源于显著的降糖疗效、较轻的胃肠道反应、兼具减重等综合临床获益及良好的费效比等。因此，选择疗效好、患者易坚持使用且成本较低的药物可有效提高患者的用药依从性和满意度[2]。

注射药物的频次和注射恐惧可能会阻碍 T2DM 患者起始治疗，导致患者用药依从性不佳。随着 GLP-1RA 周制剂的出现，患者注射 GLP-1RA 类药物的频率大幅降低，用药便捷性增高，在一定程度上解决了每天注射麻烦、对针头恐惧、担心胰岛素依赖、抱有"注射治疗意味着病情严重"等错误认知等带来的困扰，提升了起始治疗的依从性。另外，患者使用用户满意度更高的注射装置更易于起始并坚持治疗，可以选用直径较小、长度较短的注射笔针头等，减轻注射疼痛和不适感，提高用药依

从性和持久性 [2]。鉴于 GLP-1RA 除降糖以外的其他优势，未来可能用于治疗糖尿病前期（空腹血糖受损或糖耐量异常）的患者，延缓糖尿病的发生、发展。充分探索 GLP-1RA 的特点，推动其临床合理使用，可促进 T2DM 患者更好地控制血糖、提高生活质量，为 T2DM 患者的综合性治疗带来希望 [4]。

参考文献

[1] 中华医学会糖尿病学分会. 中国2型糖尿病防治指南 (2020年版) [J]. 中华糖尿病杂志, 2021, 13(4): 315-409.

[2] 国家卫生健康委员会能力建设和继续教育中心, 孙艺红, 陈康, 等. 糖尿病患者合并心血管疾病诊治专家共识 [J]. 中华内科杂志, 2021, 60(5): 421-437.

[3] Jensterle M, Rizzo M, Haluzík M, et al. Efficacy of GLP-1 RA approved for weight management in patients with or without diabetes: A narrative review[J]. Advances in Therapy, 2022, 39(6): 2452-2467.

[4] 广东省药学会, 曾英彤, 王妍, 等. 胰高血糖素样肽-1受体激动剂 (GLP-1RA) 临床应用医药专家共识 [J]. 今日药学, 2024(10): 721-735.

[5] Davies M J, Aroda V R, Collins B S, et al. Management of hyperglycemia in type 2 diabetes, 2022. A consensus report by the American diabetes association (ADA) and the European association for the study of diabetes (EASD) [J]. Diabetes Care, 2022, 45(11): 2753-2786.

[6] Taha M B, Yahya T, Satish P, et al. Glucagon-like peptide 1 receptor agonists: A medication for obesity management[J]. Curr Atheroscler Rep, 2022, 24(8): 643-654.

[7] Lundgren J R, Janus C, Jensen S B K, et al. Healthy weight loss maintenance with exercise, liraglutide, or both combined[J]. The New England Journal of Medicine, 2021, 384(18): 1719-1730.

[8] Jensen SBK, Sørensen V, Sandsdal RM, et al. Bone health after exercise alone, GLP-1 receptor agonist treatment, or combination treatment: a secondary analysis of a randomized clinical trial. JAMA Netw Open.

[9] 中华医学会临床药学分会. 中国血糖监测临床应用指南 (2015年版) [J]. 中华糖尿病杂志, 2015, 7(10): 603-613.

[10] 刘艳. 糖尿病合并冠心病特殊人群的血压管理 [J]. 中国乡村医药, 2021, 28(15): 75-77.

[11] 中华医学会临床药学分会. 2型糖尿病合并慢性肾脏病患者多重用药安全中国专家共识 [J]. 中国全科医学, 2022, 25(23): 2819-2835.

第四节

GLP-1RA 注射技术的指导

一、GLP-1RA 的购买

GLP-1RA 类药物是处方药物，需要在医生的建议下购买和使用。患者需要先到医院接受检查和评估，医生根据患者的病情和身体状况决定是否需要使用 GLP-1RA 类药物以及使用药物的类型和剂量。如果需要使用 GLP-1RA 类药物，患者可以凭借医生开具的处方到医院的药房或正规药店购买。

如果选择到正规的药店或网上药店购买 GLP-1RA 类药物，在购买前，要查看药品的生产厂家、批准文号、有效期等信息，确保药品的来源和质量；在购买时，要注意药品的价格和销售渠道，避免被不良商家欺骗；购买后，要认真查看药品的包装和说明书，确保使用方法和剂量正确，以达到预期的疗效。

二、GLP-1RA 的保存

患者在使用 GLP-1RA 类药物前需要仔细阅读药物说明书，了解药物的保存要求。常见的 GLP-1RA 类药物的保存要求见附录 4。

药物保存其他注意事项可参考本书第二部分第四节"胰岛素注射技术的指导"。

三、GLP-1RA 的注射装置

注射装置特征影响患者用药依从性。注射操作中注射装置的使用频次、操作简便性及针头粗细是影响患者选择 GLP-1RA 类药物的主要因素[1]。

根据注射频次的不同，GLP-1RA 类药物可分为日制剂和周制剂两类[1]（表 3-4-1）。

表 3-4-1　GLP-1RA 类药物注射装置概览

制剂类型	制剂名称	在中国上市年份	即用型	单次/多次使用	可以调节剂量	隐藏针头设计	需要安装针头	注射完成确认
日制剂	艾塞那肽	2009	是	多次	否	否	是	视觉
	利拉鲁肽	2011	是	多次	是	否	是	视觉
	贝那鲁肽	2016	是	多次	是	否	是	视觉
	利司那肽	2017	是	多次	否	否	是	视觉
周制剂	度拉糖肽	2019	是	单次	否	是	否	视觉+听觉
	洛塞那肽	2019	是	多次	否	否	是	视觉
	艾塞那肽微球	2018	需悬混	单次	否	否	是	视觉
	司美格鲁肽	2021	是	多次	是	否	是	视觉

　　日制剂中的艾塞那肽、利拉鲁肽和利司那肽以及周制剂中的度拉糖肽和司美格鲁肽为一次性预填充注射笔，可以直接安装针头使用（度拉糖肽自带针头）；日制剂中的贝那鲁肽以及周制剂中的洛塞那肽需要将药液笔芯安装在专用注射笔上使用；周制剂中的注射用艾塞那肽微球为预填充式注射器（内装溶剂）和西林瓶（内装药物粉末），混合后呈混悬液，注射前需要摇匀（表 3-4-2）。

　　在中国已上市的 GLP-1RA 周制剂中，司美格鲁肽上市规格有 1.5 mL 和 3.0 mL 两种，其中 1.5 mL 的司美格鲁肽为可调节剂量笔，使患者能够使用同一个装置满足必要的对剂量递增的需求。度拉糖肽、洛塞那肽和艾塞那肽微球均采用固定剂量，其注射笔不能调节剂量[2]。度拉糖肽注射笔的专利隐藏针头设计实现了患者视觉上的"无"针头化（使用隐藏式 29 号针头，注射深度 5 mm），无须安装，无须调节剂量，按下自动注射按钮后注射笔将针头自动插入皮肤完成给药，随后针头自动缩回，由视觉及听觉两种途径确认注射完毕，无须处理针头。

表 3-4-2　GLP-1RA 类药物注射装置图

制剂类型	制剂名称	注射装置
日制剂	艾塞那肽	
	利拉鲁肽	
	贝那鲁肽	
	利司那肽	
周制剂	度拉糖肽	
	洛塞那肽	
	艾塞那肽微球	
	司美格鲁肽 3.0 mL	
	司美格鲁肽 1.5 mL	

四、GLP-1RA 的注射技术

（一）注射部位的选择

GLP-1RA 类药物通常需要皮下注射，其药代动力学未见部位特异性，注射可在任何常规注射部位进行。具体注射部位可参照药品说明书，除聚乙二醇洛塞那肽注明是腹部，其余均可在腹部、大腿或者上臂注射。应注意不同部位间的轮换，轮换方法同胰岛素注射，避免在同一部位反复注射引起皮肤刺激和损伤。

（二）注射频率和时间

GLP-1RA 类药物的注射频率一般为每周 1 次或每天 1 ~ 3 次，注射时间一般选择在早餐或晚餐前或者任意时间。具体可根据医生建议和药品说明书确定自己的注射频率和时间（见表 3-4-3），注意不可自行增减剂量或改变使用频率。

表 3-4-3　GLP-1RA 类药物注射频率和时间 *

制剂类型	制剂名称	注射频率	注射时间
日制剂	艾塞那肽	每日 2 次	于早、晚餐前 1 h 内（或 2 顿主餐前，给药间隔大约 6 h 或更长）皮下注射，不应在餐后注射
	利拉鲁肽	每日 1 次	可在任意时间注射，不受进餐时间影响；最好于每天同一时间注射
	贝那鲁肽	每日 3 次	餐前 5 min
	利司那肽	每日 1 次	任何一餐前 1 h 内，最好在同一餐前注射
周制剂	度拉糖肽	每周 1 次	可在任意时间注射
	洛塞那肽	每周 1 次	可在任意时间注射
	艾塞那肽微球	每周 1 次	可在任意时间注射
	司美格鲁肽	每周 1 次	可在任意时间注射

注：数据来源于药物说明书。

（三）注射流程和操作方法

GLP-1RA 类药物的注射流程和操作方法可参照药品说明书，这里以司美格鲁肽[3]为示例展示注射流程。

1. 注射前准备

自身准备与消毒物品准备同胰岛素注射，其他准备参照以下流程：

（1）检查注射笔的名称和彩色标签，确保笔内含司美格鲁肽。如果注射多种类型的药物，这一程序特别重要，要保证正确用药。

（2）拔下笔帽。

（3）通过注射笔药液窗检查注射笔内的溶液是否澄清且无色。

（4）取一个新的针头，撕下保护片。直接将针头安装在注射笔上，转动针头，直至连接牢固为止。

（5）取下外针帽并妥善保存，以便后续使用。注射结束后，需要使用此外针帽将针头安全地从注射笔上旋下。取下并丢弃内针帽。

（6）排除空气：转动剂量选择旋钮，直至指针对准气流检查标识（见图 3-4-1）。持握注射笔，针头向上，持续按住给药按钮，直至剂量显示窗显示回到零位，"0"必须与剂量指针对齐。此时针尖应出现一滴溶液。如果针尖没有出现液滴，需重复此步骤，最多6 次。如果仍未见液滴溢出，需更换针头，并再一次重复该步骤。如果仍未出现液滴，丢弃注射笔，并使用一支新的注射笔。

注意点：每次使用新注射笔注射司美格鲁肽注射液前，需排除空气。若注射笔已使用过，则不需要排除空气，直接进行操作。

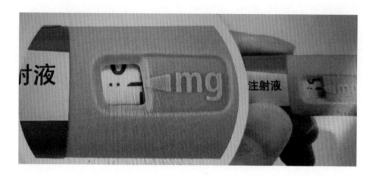

图 3-4-1　气流检查标识

（7）选择剂量：持续转动剂量选择旋钮，直至剂量显示窗显示处方剂量（0.25 mg 或 0.5 mg）。如果选择的剂量不正确，可以向前或向后转动剂量选择旋钮到正确的剂量。

注意点：要查看笔内剩余的司美格鲁肽量，使用剂量显示窗：转动剂量选择旋钮，直至剂量显示窗中数字停止变化。如显示"0.5"，则笔内至少剩余 0.5 mg；如果剂量显示窗中的数字在"0.5"之前停止，则剩余司美格鲁肽不足以注射 0.5 mg。如果注射笔内剩余的司美格鲁肽不足以注射一次剂量，需使用新的注射笔。

2. 注射给药

（1）消毒皮肤后，将针头插入皮肤，根据针头长度和皮下脂肪厚度选择进针角度以及是否捏皮。确保能看到剂量显示窗中的内容。

（2）持续向下按压给药按钮，直至剂量显示窗回到零位。"0"必须与剂量指针对齐。这时，可能会听到"咔嗒"声或感觉到震动。

（3）剂量显示窗恢复至"0"之后，针头应保留在皮下，等待并缓慢计数 6 s。以确保药液全部注射进入体内。

（4）从皮肤中拔出针头。如果注射部位出血，轻轻按压，勿摩擦注射部位。

3. 注射后

（1）在平坦表面上将针头尖端插入针头外帽，并确保不要接触针头或针头外帽。

（2）盖住针头后小心推动外帽，完全盖紧针头。

（3）拧下针头，并小心将使用后的针头置于锐器盒或专用容器中。

（4）每次使用后将笔帽套回注射笔上，以避免光照。

注意点：使用后的注射器或注射笔用针头属于医疗锐器，处理的最佳方法是将注射器或注射笔用针头套上外针帽后放入专用废弃容器内再丢弃。若无专用废弃容器，也可使用加盖的硬壳容器等不会被针头刺穿的容器替代[4]。

参考文献

[1] 郭晓蕙，霍丽．胰升血糖素样肽 1 受体激动剂注射装置改进与 2 型糖尿病管理 [J]．中国糖尿病
杂志，2021，29(7)：557-560.

[2] 广东省药学会，曾英彤，王妍，等．胰高血糖素样肽 -1 受体激动剂 (GLP-1RA) 临床应用医药
专家共识 [J]．今日药学，2024(10)：721-735.

[3] 司美格鲁肽注射液说明书．

[4] 中华糖尿病杂志指南与共识编写委员会．中国糖尿病药物注射技术指南 (2016 年版)[J]．中华
糖尿病杂志，2017，9(2)：79-105.

第五节

GLP-1RA 使用障碍及应对策略

一、医护人员在 GLP-1RA 治疗中的障碍及应对策略

GLP-1RA 在我国上市只有十来年的时间。由于存在区域治疗认知差异，加之价格、医保等一些因素的影响，地区间应用的覆盖面不平衡，有些地区应用较晚，此外新药使用，其效果显现需要经历一个过程，因此，在临床应用中出现了一些障碍是正常的。

（一）医护人员在 GLP-1RA 治疗中的障碍

近年来医护人员在 GLP-1RA 治疗中的障碍主要包括以下几点：

（1）缺乏这类药物的治疗经验和治疗方案的指导。

（2）工作繁忙，没有时间向患者解释他们更多的用药疑问，缺乏相关团队的支持。

（3）担心患者因价格问题不接受，沟通失败。

（4）担心患者拒绝使用后不再就诊。

（二）面对医护人员应用 GLP-1RA 治疗障碍的应对策略

（1）应加大对医务人员（特别是刚刚接触此类药物的医务人员）的专业培训，培训中应突出不同治疗方案的临床效果分析，消除他们的用药顾虑，增强他们用药的信心。

（2）医务人员应加强指南的学习，明确用药时机和目标人群。

（3）在个人时间及精力不能满足患者需求时，主动寻求团队支持，借助团队成员的力量加强药物应用的相关教育和随访。如果目前没有团队管理模式，建议借此呼吁，日后改进。

（4）在应用实践中要及时做好总结，将沟通中出现的问题及时梳理，调整沟通的技巧，克服沟通失败引发的自信心下降。

二、患者在 GLP-1RA 治疗中的障碍及应对策略

患者在应用 GLP-1RA 治疗时也会和应用胰岛素治疗一样遇到障碍。一些相同的问题在选择应对策略时可以参照本书第二章中的具体方法解决。而具体到 GLP-1RA 治疗，

患者遇到的障碍也存在个体差异，即使是同一个患者，在治疗的不同时期障碍可能也会发生变化，目前临床主要体现在以下几个方面。当然，其应对策略也要体现个体化、针对性强等特点。

（一）药物认知方面障碍及应对策略

1. 患者存在的常见问题

（1）GLP-1RA 和胰岛素有什么区别？

（2）一周注射 1 次能有效吗？

（3）为什么用药后我的体重减轻不明显？

（4）这个药要用多久？血糖达标后可以停药吗？

（5）这个新药会有副作用吗？

（6）对使用注射类药物感到焦虑。

（7）这个药会对肝肾有损害吗？

2. 应对策略

（1）比较两种注射类降糖药物在作用机制、注射频次、应用选择目标人群等方面的差异，重点讲解两类药物的治疗安全性（稳定降糖）、使用方便程度及不良反应之间的不同。讲解内容包括：胰岛素是人体正常分泌的激素，体外注射胰岛素可以模拟人体胰岛素的分泌模式达到降糖的效果，可以很好地控制病情，肝肾负担小；GLP-1RA 以葡萄糖浓度依赖的方式刺激胰岛素分泌和抑制胰高血糖素分泌，同时促进肌肉和脂肪组织对葡萄糖的摄取，抑制肝脏葡萄糖的生成而发挥降糖作用；此类药物可抑制胃排空、抑制食欲，不仅可以控制血糖、减轻体重，还能带来明显的心血管及肾脏获益[1]。

（2）由于短效 GLP-1RA 的治疗方法（如每日注射频次）与胰岛素治疗差异不大，患者疑问相对较少。但是超长效的 GLP-1RA 一周注射 1 次，患者对这么长时间注射药物的疗效有担心是可以理解的。因此，需要用通俗易懂的语言解释这类药物的作用时间和效果，以减轻患者的担心。例如：GLP-1RA 周制剂的半衰期很长（度拉糖肽半衰期超过 4 d，司美格鲁肽的半衰期为 7 d[2]），一周之内的血药浓度可以起有效的治疗作用，其降糖和减重的效果几乎与每日 1 次的 GLP-1RA 相似；它带来的心血管和肾脏的获益几乎也与每日 1 次的 GLP-1RA 一样，甚至优于每日 1 次的 GLP-1RA。

（3）在临床中确实存在有些患者减重不明显的现象（有些患者应用这类药物是出于减重目的）。当没有达到预期的目标时，患者会对治疗产生怀疑，此时应做好以下应对：

首先，要做好充分评估：①评估患者的用药方法是否正确（包括注射剂量、注射技术、药物保存等）。②评估患者的生活方式是否合理，与既往比较是否发生变化。因为注射GLP-1RA的同时仍需要进行饮食控制和增加运动，才能明显减轻体重，如果注射药物期间没有注意饮食控制和运动干预，减重的效果也会大打折扣。③评估用药后的反应如何，以此判断用药效果。④做好药物应用效果总体评估，评估除体重外的其他指标（如血糖等）的控制目标是否有变化。

其次，讲解药物应用所具有的优势，要明确此类药物是降糖药物，其最主要的作用是降糖和保护心血管，如有利于血糖管理、使心血管事件减少等，纠正患者只关注体重变化的狭隘认识。

（4）临床工作者应充分向患者说明糖尿病的特殊性，并提前向患者强调擅自停药的危害。糖尿病是一种需要坚持使用药物治疗的疾病，血糖平稳达标也是长期规律使用GLP-1RA的结果。糖尿病患者大多存在胰岛功能损害的情况，若患者自身胰岛功能没有恢复，停药后血糖就会再次升高，甚至反弹性升得更高。因此，若无不耐受，建议长期规律使用GLP-1RA，以维持血糖平稳达标。

（5）当遇到患者有这样的顾虑时，不能回避此类问题，不可刻意夸大药物的治疗优势而忽略药物可能会出现的副作用，要实事求是告知患者药物的副作用、副作用可能出现的时间、何时会耐受等。如：GLP-1RA的主要不良反应为轻至中度的胃肠道反应，包括腹泻、恶心、腹胀、呕吐等。这些不良反应多见于治疗初期，而且是剂量依赖性的。随着药物使用时间延长，不良反应逐渐减轻。故GLP-1RA可从小剂量开始注射，待耐受后，逐渐增加剂量[3]。告知患者由于存在个体差异，副作用也会有不同，不要对号入座。为患者讲解出现副作用后的应对措施，强调副作用严重时要及时就医。

（6）T2DM是一种进展性疾病，治疗方案会随着疾病的进展而改变。要使患者相信医生推荐的治疗方案一定是最适合，对他的病情最有利。GLP-1RA不仅可以降糖，低血糖风险低，还可以减轻体重，有保护心、肾的作用。

（7）目前没有研究表明GLP-1RA会损害肝肾功能，且有研究证实部分GLP-1RA具有肾脏保护功能。例如：司美格鲁肽1.0 mg可以降低T2DM伴慢性肾脏病成人患者肾脏复合终点风险达24%[4]。有研究亦发现利司那肽可减缓T2DM伴大量白蛋白尿患者的蛋白尿进展，并使新发蛋白尿的风险降低19%[5]。

（二）GLP-1RA不良反应的障碍问题及应对策略

1. 患者常见问题

（1）注射后出现恶心、腹泻怎么办？

（2）这个药会导致低血糖吗？

2. 应对策略

（1）用药初期，部分患者可能会出现胃肠道不适现象，多为轻度或中度不适，属于用药的正常反应，大部分为一过性反应，建议患者在用药初期保持摄入充足的水分，清淡饮食、少食多餐、细嚼慢咽，注意避免在饱腹后、无饥饿感时进餐，并且限制摄入油腻和太甜的食物以及酒精和汽水 [6-7]。随着治疗时间的延长，这些症状的频率会有所降低，程度也会有所减轻。

（2）GLP-1RA 单独使用不会导致低血糖，但与其他可导致低血糖的药物（磺脲类药物、胰岛素）联合应用时，低血糖的发生风险会增加，但医生会根据患者的血糖控制情况等适当地调整其他联用降糖药物的剂量 [1]。

（三）费用方面的障碍及应对策略

1. 患者常见问题

这类药物这么贵，有什么特效？

2. 应对策略

（1）应向患者介绍该药的特点，特别是在治疗上的优势。如：这类药物主要是通过血糖依赖的方式降糖，可以减少低血糖发生的风险，起到安全的保障作用；同时还有减重功效，不仅可以减少胰岛素注射可能增加体重的风险，而且对经生活方式干预减重效果仍然不佳的患者有较好的减重效果；对于伴有心血管疾病或者风险的 T2DM 患者，可减少心血管不良事件（心血管死亡、非致死性心肌梗死或非致死性卒中）的风险，同时具有降压和降脂的疗效 [2]。此外，这类短效制剂一天注射 1 ~ 3 次，长效制剂一周注射 1 次。对于工作忙、依从性差以及有恐针倾向的患者，这类药物如果满足治疗的需要，使用起来是非常方便的。

三、如何了解患者的 GLP-1RA 使用障碍

可通过以下方式获取患者 GLP-1RA 使用障碍的全面信息，以便做好用药管理。

（一）在治疗初期，首先做好患者个人全面评估

评估应是全面的。评估的内容越全面，获取的患者信息就越多，发现的问题越细致。

建议从以下几个方面开展。

1. 一般健康状态

包括血糖、血压、血脂及体重、有无心血管疾患等，以此判断患者的疾病控制状况，分析患者对疾病的态度、认知和管理能力，综合评判患者在使用该药时是否会出现障碍、可能遇到的问题，从而有针对性地为患者讲解用药后的益处和消除障碍的方法。

2. 生活方式的评估

通过了解患者目前的生活方式，判断患者是否适用该类药物、存在用药障碍的可能及可能性的大小、方便性及安全性。

3. 既往用药种类及依从性的评估

特别是既往有无胰岛素治疗史、胰岛素应用的种类及方法。对于没有应用胰岛素治疗经历的患者，一定要让其做好充分的思想准备。这类患者存在的疑虑会很多，如前文所述，有认知、注射技术、生活影响及费用等方面的障碍，因此掌握全面的应对策略是消除障碍的重要手段。而对于有胰岛素治疗经历的患者，特别是接受胰岛素治疗有一定年限的患者，其障碍更多集中在对药物的认识及费用方面。因此，对于不同人群的障碍应采取个体化的应对策略，帮助其消除障碍。

4. 经济状况及社会支持的评估

此类评估有益于评价患者是否会由于经济负担不能承受而中断治疗。

（二）关注治疗过程中的用药依从性

通过比较不同时期的治疗效果，明确患者是否坚持治疗，从而找到患者放弃治疗的原因，如药物购买有困难、觉得麻烦、没有达到想象的结果等，并采取解决办法。若有较为成熟的团队管理模式，可有计划地根据患者的需求由教育者或专科护士负责患者用药随访工作，从而系统地评估和解决问题，提升患者用药依从性。

四、如何帮助患者解决GLP-1RA治疗过程中的障碍

（一）找到患者应用GLP-1RA治疗过程中的障碍

解决问题的关键是发现问题。患者在GLP-1RA治疗过程中遇到的障碍是多种多样

的，虽然会有一些共性因素，但是有时会存在个体差异。因此要想真正帮助患者消除障碍，找到导致其自身应用障碍产生的根本原因才是解决问题的关键。只有做到有的放矢，给出的建议和措施的目的性才会更强，患者的接受度才会更高。理想效果的取得需要双方共同努力。对障碍的确认达成共识，了解患者的心理，掌握关键的应对要点及总体原则，在解决过程中就可达到事半功倍的效果。

（二）做好教育，指导患者清晰了解 GLP-1RA 的治疗目的

患者在应用 GLP-1RA 治疗的过程中遇到的障碍虽然各有差异，但有一共性因素，就是缺乏对此类药物的认知，不知道为什么要使用该药物，采用这种治疗方式的目的不够明确，可能出于一时的盲从。因此，一旦没有出现心理预期的效果或者副作用不耐受，患者便会停药，甚至不与医生沟通。因此医护人员必须提前做好相关教育，甚至在治疗的过程中也要加以关注，有针对性地提供指导。教育的内容应包含以下要点：

（1）该类药物的分类及治疗效果，特别是区别于其他药物的特点和优势。

（2）注射的时间和剂量。

（3）注射的频次及部位选择特点。

（4）保存方式。

（5）可能会出现的副作用及应对方法。

（6）遇到疑问时如何与医务人员沟通。

（三）运用有效沟通手段增强健康教育效果并提升患者依从性

要想实现最终的目标——提升患者用药依从性，如果说教育是最初消除患者用药障碍的有效路径，那么沟通便是实施教育过程中最为重要的手段。

（1）有效的沟通可以消除患者和医务人员的距离感，提高患者对医务人员的信任度，使患者对教育内容的存疑度降低，不会再抱着将信将疑的态度去执行医嘱，提升对医嘱的执行力。

（2）通过有效沟通使患者不再纠结短期效果达成与否，树立患者坚持治疗的信心，从长期坚持中总结治疗获益。

参考文献

[1] 中华医学会内分泌学分会，中华医学会糖尿病学分会．胰高糖素样肽-1(GLP-1)受体激动剂用于治疗2型糖尿病的临床专家共识[J]．中华内科杂志，2020，59(11)：836-846.

[2] 司海娇，肇丽梅，蔡爽，等．胰高血糖素样肽1受体激动剂类药物用药指导(2023版)[J]．中国药房，2023，34(11)：1281-1292.

[3] 广东省药学会，曾英彤，王妍，等．胰高血糖素样肽-1受体激动剂(GLP-1RA)临床应用医药专家共识[J]．今日药学，2024(10)：721-735.

[4] Perkovic V, Tuttle K R, Rossing P, et al. Effects of Semaglutide on Chronic Kidney Disease in Patients with Type 2 Diabetes[J]. N Engl J Med, 2024, 391(2): 109-121.

[5] Muskiet M H A, Tonneijck L, Huang Y, et al. Lixisenatide and renal outcomes in patients with type 2 diabetes and acute coronary syndrome: An exploratory analysis of the ELIXA randomised, placebo-controlled trial[J]. The Lancet Diabetes & Endocrinology, 2018, 6(11): 859-869.

[6] Honigberg M C, Chang L S, McGuire D K, et al. Use of glucagon-like peptide-1 receptor agonists in patients with type 2 diabetes and cardiovascular disease[J]. JAMA Cardiology, 2020, 5(10): 1182-1190.

[7] Marx N, Husain M, Lehrke M, et al. GLP-1 receptor agonists for the reduction of atherosclerotic cardiovascular risk in patients with type 2 diabetes[J]. Circulation, 2022, 146(24): 1882-1894.

第四章

糖尿病管理工具

2025 版中国糖尿病患者注射类降糖药物使用教育管理规范

EDUCATION AND MANAGEMENT STANDARDS FOR THE USE OF INJECTABLE ANTI-DIABETIC DRUGS

中国糖尿病患者注射类降糖药物使用教育管理工具

微信扫码获取"工具"

为了促进广大医务工作者对注射类降糖药物规范使用工作的重视，同时指导患者掌握规范注射的相关知识，帮助患者解决在注射过程中所遇到的实际问题。中国健康促进与教育协会糖尿病教育与管理分会集合糖尿病教育管理及护理等领域的专家以及一线医护工作者，在本书的基础上共同推出了"中国糖尿病患者注射类降糖药物使用教育管理工具"（以下简称"工具"）。

"工具"涵盖了糖尿病科普知识、注射药物的种类及使用方案、注射方法、漏打补打方案、监测方案以及常见问题及解决方案等内容。同时也针对患者使用注射药物的部分顾虑、疑虑进行了解答。"工具"可以协助专业医护人员在了解患者的治疗方案等信息后，制订个体化的注射指导，形成完整的注射类降糖药物教育管理工具，发送给患者，用于指导患者日常规范注射等行为。

"工具"涵盖五大胰岛素类别、八个 GLP-1RA 类注射药物以及两个基础胰岛素 GLP-1RA 联合制剂，以期为患者提供个体化注射指导，此处仅以 GLP-1RA 类药物中的司美格鲁肽注射液为例，展示"工具"的所有内容。"工具"为相关医务工作者、糖尿病教育者、糖尿病教育护士、药店店员等群体提供了规范的注射教育管理思路和内容，通过总结、归纳患者在注射过程中遇到的问题并给出标准参考答案的方式，为其开展注射教育提供相应的支持，节约了教育的时间，具有学术的严谨性和教育的实用性和有效性。

"工具"同时开发了纸质版本和电子版本，相关医务工作者可以通过微信扫描上方二维码获取电子版本，也可以通过关注学会官方公众号"DEH 家园"获取。

最后，考虑到患者情况的多样性，需建议患者如果在使用"工具"的过程中有任何问题，要及时与医务人员沟通解决。

糖尿病患者注射类降糖药物
使用教育管理工具

司美格鲁肽注射液

01 药物用法

使用时间和剂量：_____

02 控制目标

空腹血糖：_____mmol/L。餐后 2 小时血糖：_____mmol/L。糖化血红蛋白：_____%。

其他指标：_____

- **空腹血糖：**至少 8 小时没有进食后测量的血糖 (通常是指早餐前的血糖)。

- **餐后 2 小时血糖：**从吃第一口饭开始计算到 2 个小时所测量的血糖。餐后高血糖是心血管疾病、肿瘤及全因死亡的独立危险因素。

- **糖化血红蛋白：**反映过去 2~3 个月血糖控制的平均水平。它不受偶尔一次血糖升高或降低的影响，可以比较全面地反映过去一段时间内的血糖控制水平，是评估长期血糖控制状况的"金标准"。

03 漏打补打措施

- 如果忘记注射，在遗漏用药后 5 天内尽快给药。

- 如遗漏用药已超过 5 天，则应略过遗漏的剂量，在正常的计划用药日接受下一次用药；并应注意恢复至每周一次的规律给药计划。

司美格鲁肽注射液

04 常见问题

01 胃肠道不适

最常见的不良反应为胃肠道不适，包括恶心、呕吐、腹泻、腹痛、消化不良、食欲减退等。大多数胃肠道反应均为轻至中度，呈一过性，很少会导致治疗停止。胃肠道反应呈剂量依赖性。为减少胃肠道反应，可从小剂量起始，逐渐加量。在患者可耐受的情况下，尽量避免停药。

02 注射部位增生

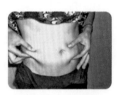

症状 增厚的"橡皮样"病变，质地硬，或呈瘢痕样改变。

预防 轮换注射部位以及每次更换针头可减少脂肪增生的风险。

危害 会使药物吸收缓慢，吸收波动性增大，药物峰值水平降低，血糖控制效果减弱。

对比：左侧正常部位捏起皮肤较薄，右侧发生皮下脂肪增生的部位捏起皮肤较厚

05 注射操作注意事项

基本流程如下。此处对各步骤主要注意事项进行说明，具体操作流程可参照药品说明书。

❶ 洗手后，取出注射笔

> **注意事项**
>
> ● 准确核对药品名称和类型，避免注射错误药物。
>
> ● 确认是否在有效期内。
>
> ● 确认药品温度接近室温。
>
> ● 核对注射剂量并确认剩余剂量，大剂量注射时建议分次注射。
>
> ● 准备 75% 的酒精和消毒棉签。

司美格鲁肽注射液

❷ 安装新针头（建议根据说明书选择与注射药物适配的针头）

> **注意事项**
>
> ● 使用 4 毫米或 5 毫米的针头时，大部分患者无须捏起皮肤，并可 90° 进针。
>
> ● 使用 6 毫米及以上长度的针头时，需要捏皮和（或）45° 进针以降低肌肉注射风险。

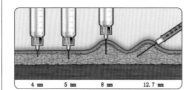

使用各种长度针头注射时的进针角度

正确的方法：
用拇指、食指和中指
提起皮肤

错误的方法：
多个手指捏起皮肤，
可能会捏起肌肉层

❸ 排尽笔芯内空气后，将剂量调节旋钮旋转至所需刻度

> **注意事项**
>
> ● 司美格鲁肽注射液每次使用新注射笔进行注射前，需排除空气；若注射笔已使用过，则不需要排除空气。
>
> ● 如果不排气，会导致注射剂量不准确，影响血糖控制结果。

❹ 检查并选择注射部位

> **注意事项**
>
> ● 选取皮下脂肪丰富的部位，如腹部、大腿和臂部注射。
>
> ● 避开皮肤毫毛多，存在疼痛，有肤凹陷、硬结、出血、瘀斑、感染的部位进行注射。

❺ 消毒注射部位

> **注意事项**
>
> ● 如果消毒皮肤的酒精未干就注射，酒精从针眼被带到皮下，会引起疼痛。

司美格鲁肽注射液

⑥ 注射并停留至少 10 秒后拔出针头

> **注意事项**
>
> - 停留 10 秒，可使药物充分扩散吸收，避免漏液，确保药物全部被注入体内。

⑦ 丢弃针头

> **注意事项**
>
> - 针头重复使用后，针头中残留的药液会影响注射剂量的准确性。
> - 会堵塞针头妨碍注射以及形成脂肪增生，造成疼痛等。
> - 丢弃针头时，应套上外针帽后放入专用废弃容器内再丢弃；若无专用废弃容器也可使用加盖的硬壳容器等不会被针头刺穿的容器代替。
> - 忌徒手拧下针头或重新回套针帽，以免导致针刺伤。

06 注射部位轮换

常规注射部位包括腹部、上臂外侧、大腿外侧、臀部外上侧。

"大轮换"——不同注射部位间的轮换

- 在腹部、上臂、大腿外侧和臀部四个区域之间轮流注射。

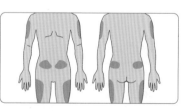

"小轮换"——同一注射区域内的轮换

- 腹部注射部位等分为 4 个区域。
- 大腿或臀部可等分为 2 个区域。
- 每周使用一个等分区域，并始终按顺时针方向轮换。

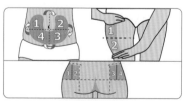

司美格鲁肽注射液

患者可自制轮换注射卡协助注射。

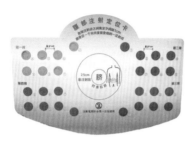

① 腹部注射定位卡

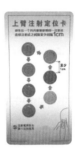

② 上臂注射定位卡

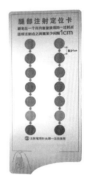

③ 腿部注射定位卡

使用说明

- 以腹部注射定位卡为例，以脐部为中心，直径 5 厘米区域内为非注射区。
- 脐周分为左右两个注射大区域，每个注射大区域又分为上下两个注射小区域。
- 每个注射小区域内各设置 7 个注射孔，每个注射孔间隔至少 1 厘米，注射孔周标注有顺序编号，对应一周的第几天（周几）。

07 药物贮存

首次使用前 储存于冰箱中 (2~8℃)，远离冷冻元件；切勿冷冻本品，冷冻后切勿使用；盖上笔帽避光保存。

首次使用后 储存于 30℃以下环境或冰箱中 (2~8℃)；切勿冷冻本品，冷冷冻后切勿使用；不用时盖上笔帽，以避光保存。

每次注射后和储存本品时应取下针头，防止针头阻塞、污染、感染、溶液泄漏和给药不准确。

司美格鲁肽注射液

08 **自我血糖监测方案**

使用 GLP-1RA 日制剂或周制剂治疗的糖尿病患者，可采用相同的血糖监测方案。若有频发低血糖症状、感染以及正在调整用药方案等情况，可采用短期强化血糖监测方案，在获得充分的血糖数据并采取了相应的治疗措施后，可过渡使用交替血糖监测方案进行监测。

血糖监测		空腹	早餐后	午餐前	午餐后	晚餐前	晚餐后	睡前
短期强化血糖监测方案	每周连续3天	✓	✓		✓	✓	✓	
交替血糖监测方案	周一	✓	✓					
	周二			✓	✓			
	周三					✓	✓	
	周四	✓	✓					
	周五			✓	✓			
	周六	间隔休息						
	周日	✓	✓			✓	✓	

司美格鲁肽注射液

09 使用顾虑和应对

01 药物相关

? 对注射药物感到焦虑。

- 2 型糖尿病是一种进展性疾病，治疗方案也会随着疾病的进展而改变。一方面，GLP-1RA 不仅可以降糖，低血糖风险低，还可以减轻体重，有心、肾保护作用，可以帮助您更好地控制糖尿病的发展。
- 另一方面，当前新型的注射装置和注射用针头可以在很大程度上方便患者使用，以及减轻注射时的痛感。

? 这类药物有什么优势？

GLP-1RA 模拟天然 GLP-1 激活 GLP-1 受体，以葡萄糖依赖性方式刺激胰岛素分泌和抑制胰高血糖素分泌，而且能延缓胃排空、增加饱腹感、减少食物摄入，从而发挥降低血糖和减重的作用，此外 GLP-1RA 还具有保护心血管和肾脏的作用。

? 这类药和胰岛素有什么区别？

- 胰岛素是人体正常分泌的激素，体外注射胰岛素可以模拟人体胰岛素的分泌模式，达到降糖的效果，很好地控制病情，肝肾负担小。
- GLP-1RA 以葡萄糖浓度依赖的方式刺激胰岛素分泌和抑制胰高糖素分泌，同时促进肌肉和脂肪组织摄取葡萄糖、抑制肝脏葡萄糖的生成而发挥降糖作用，并可延缓胃排空、抑制食欲，不仅可以控制血糖、减轻体重，还具有明显的心、肾保护作用。

? 这类药是新药，会有副作用吗？

每一种药品都会有副作用。GLP-1RA 的主要不良反应为轻至中度的胃肠道反应，包括腹泻、恶心、腹胀、呕吐等。这些不良反应多见于治疗初期，随着使用时间延长，不良反应逐渐减轻。总体来说副作用是比较小的。

司美格鲁肽注射液

? **为什么用药后我的体重减轻不明显？**

- GLP-1RA 可使肥胖 / 超重的 2 型糖尿病患者体重减轻。但如果注射药物期间没有注意饮食控制和运动干预，减重的效果也会大打折扣。
- 此类药物减重作用和药量相关，需要咨询医生。

? **一周注射 1 次能有效吗？**

GLP-1RA 周制剂的半衰期很长（度拉糖肽半衰期超过 4 天，司美格鲁肽的半衰期为 7 天），一周之内血药浓度可以起有效的治疗作用，其降糖和减重的效果几乎与每日 1 次的 GLP-1RA 相似；它带来的心血管和肾脏的获益也与每日 1 次的 GLP-1RA 几乎一样，甚至优于每日 1 次的 GLP-1RA。

? **这个药要用多久? 血糖达标后可以停药吗?**

- 糖尿病是一种需要坚持使用药物治疗的疾病，血糖平稳达标也是长期规律使用 GLP-1RA 的结果。
- 糖尿病患者大多存在胰岛功能受损的情况，若患者自身胰岛功能没有恢复停药后血糖就会再次升高，甚至反弹升得更高。
- 因此，若无不耐受，建议长期规律使用 GLP-1RA，以维持血糖平稳达标。

? **这个药会对肝肾有损伤吗?**

- 目前没有研究表明 GLP-1RA 会损害肝肾功能，且有研究证实部分 GLP-1RA 具有肾脏保护功能。
- 司美格鲁肽 1.0 毫克可以降低 2 型糖尿病伴慢性肾病成人患者肾脏复合终点风险达 24%; 有研究亦发现利司那肽可减缓 2 型糖尿病伴大量白蛋白尿患者的蛋白尿进展，并使新发蛋白尿的风险降低 19%。

司美格鲁肽注射液

02 生活相关

? 使用注射类药物会严重妨碍我的工作和生活。

GLP-1RA 类注射药物目前有每日 1 次及每周 1 次相对灵活的注射方案，可以在早晨出门前或晚上回家后注射药物，最大限度地减少对工作和生活的影响。

? 使用注射类药物代表我必须放弃我喜爱的运动。

规律运动对于糖尿病是有益的，单独使用 GLP-1RA 一般不会导致低血糖，可以保持之前的运动习惯。

? 保存和携带注射类药物不方便。

注射类药物的保存条件和携带要求并不苛刻，开封的注射类药物常温避光保存，注射笔可以随身携带。

? 使用注射类药物会使我更依赖医生。

使用任何治疗方案都要定期复诊、复查，以便观察病情，调整药物剂量。

? 这个药会导致低血糖吗?

GLP-1RA 单独使用不会导致低血糖，但与其他可导致低血糖的药物（磺脲类药物、胰岛素）联合应用时，低血糖的发生风险会增加。但医生会根据您的血糖控制情况等适当的调整其他联用降糖药物的剂量。

司美格鲁肽注射液

03 注射相关

? 注射药物会痛，怕给自己注射。

- 现在注射用针头都比较细，而且针头表层有一层润滑油，增加穿刺的润滑感，注射几乎无痛感。
- 及时更换针头，注射前酒精消毒待干后再注射，从冰箱取出药物后常温复温 30 分钟以上再注射，这些都可以减轻疼痛。

? 注射操作很烦琐。

目前各种新型的注射装置操作都比较简单，有无须安装笔芯的预填充注射笔，剂量准确、剂量旋钮双向调节，容易设置。您可与您的医生沟通，选择适合您的注射装置。

04 费用相关

? 这个药这么贵，有什么特效？

- GLP-1RA 不仅降糖效果显著，单独使用发生低血糖的风险小，同时兼具减重、降压、改善血脂等作用。
- 部分 GLP-1RA 具有明确的心血管保护作用，还可带来潜在的肾脏获益。
- GLP-1RA 每天或者每周注射 1 次，减轻患者多次注射带来的疼痛感，有助于提升依从性，更有助于血糖的平稳控制及代谢指标综合达标，保心护肾。

? 经常更换针头，费用增加。

- 经常更换针头可以减轻疼痛、减少感染的风险，特别是减少断针的风险。
- 针头重复使用看起来是省钱了，但一旦出现注射部位感染或者皮下脂肪增生等不良反应，花费就会更多。

司美格鲁肽注射液

10 特别提醒

当您出现以下情况时，请尽快联系医护人员

- 不明原因的**血糖波动较大**，一日内血糖值波动 ≥ 4.4 mmol/L。
- **低血糖**反复发作（心慌、出虚汗、手抖等）。
- 出现严重的**过敏**，如严重的皮疹、注射部位严重红肿等。
- **视物模糊**持续数天不缓解，或突然失明。
- 出现严重的恶心、呕吐、口渴、呼气有烂苹果味、眼窝下陷、呼吸变慢、**持续的血糖异常升高**（注射降糖药物仍未缓解）。

11 其他补充内容

_____

_____

_____

_____

_____

_____

特别提醒：此工具旨在辅助使用注射类降糖药物的患者进行日常糖尿病管理，信息仅供参考，如有疑问，建议咨询您的医生。

司美格鲁肽注射液

[1] 中华医学会糖尿病学分会 . 中国 2 型糖尿病防治指南 (2020 年版)[J]. 中华糖尿病杂志，2021, 13(4)：315-409.

[2] 中国糖尿病患者胰岛素使用教育管理规范 (2015).

[3] 史玲 . 社区 2 型糖尿病全程管理的理论与实践 [M], 长春：吉林科学技术出版社 ，2022：155-161.

[4] 德谷胰岛素说明书 .

[5] 甘精胰岛素 U100 说明书 .

[6] 德谷门冬双胰岛素注射液说明书 .

[7] 德谷胰岛素利拉鲁肽注射液说明书 .

[8] 甘精胰岛素利司那肽注射液说明书 .

[9] 中华糖尿病杂志指南与共识编写委员会 . 中国糖尿病药物注射技术指南 (2016 年版)[J]. 中华糖尿病杂志，2017，9(2): 79-105.

[10] 中华医学会《中华全科医师杂志》编辑委员会，《基层 2 型糖尿病胰岛素应用专家共识》编写专家组 . 基层 2 型糖尿病胰岛素应用专家共识 [J]. 中华全科医师奈志，2021，20(7)：726-736.

[11] 中华医学会内分泌学分会 . 预混胰岛素临床应用专家共识 (2016 年版)[J]. 药品评价，2016，13(9)：5-11.

[12] 朱大龙，赵维纲，匡洪宇，等 . 德谷门冬双胰岛素临床应用专家指导意见 [J]. 中华糖尿病杂志，2021，13(7)：695-701.

[13] 广东省药学会，曾英彤，王妍，等 . 胰高血糖素样肽 −1 受体激动剂 (GLP-1RA) 临床应用医药专家共识 [J]. 今日药学，2024(10)：721-735.

[14] 利司那肽注射液说明书 .

[15] 利拉鲁肽注射液说明书 .

[16] 司美格鲁肽注射液说明书 .

[17] 贝那鲁肽注射液说明书 .

[18] 艾塞那肽注射液说明书 .

[19] 洛塞那肽注射液说明书 .

[20] 注射用艾塞那肽微球说明书 .

[21] 度拉糖肽注射液说明书

[22] 中华医学会糖尿病学分会 . 中国血糖监测临床应用指南 (2015 年版) [J]. 中华糖尿病杂志，2015，10：603-613.

[23] 中华医学会内分泌学分会，中华医学会糖尿病学分会 . 胰高糖素样肽 −1(GLP-1) 受体激动剂用于治疗 2 型糖尿病的临床专家共识 [J]. 中华内科杂志，2020，59(11)：836-846.

[24]《基础胰岛素 / 胰升糖素样肽 −1 受体激动剂复方制剂用于治疗 2 型糖尿病的临床专家建议》编写委员会 . 基础胰岛素 / 胰升糖素样肽 −1 受体激动剂复方制剂用于治疗 2 型糖尿病的临床专家建议 [J]. 中华内分泌代谢杂志，2023，39(8)：645-650.

2型糖尿病风险评估量表

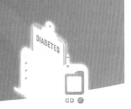

据国际糖尿病联盟(IDF)估计，多达 2.4 亿糖尿病患者未被确诊[1]。芬兰糖尿病风险评估量表(Finnish diabetes risk score, FINDRISC)是目前常用的糖尿病风险评估量表，可帮助评估个人在未来 10 年内患 2 型糖尿病的风险[2]。

扫码使用电子版

- **适用人群**

  所有人。

- **计分原则**

  总分 = 所有条目得分相加；量表总分为 0~30 分，得分越高，表示患 2 型糖尿病的风险越高。

1. 您的年龄是

☐ 45 岁以下 (0 分)　　　☐ 55~64 岁 (3 分)

☐ 45~54 岁 (2 分)　　　☐ 64 岁以上 (4 分)

2.您的身体质量指数BMI〔BMI=体重（千克）/身高（米）^{2}〕是

☐ 低于 25 千克 / 米^2（0 分）　　☐ 高于 30 千克 / 米^2（3 分）

☐ 25~30 千克 / 米^2（1 分）

3. 您的腰围（在肋骨下方、肚脐部分的高度测量)是

男士：

☐ <94厘米（0分） ☐ >102厘米（4分）

☐ 94~102厘米（3分）

女士：

☐ <80厘米（0分） ☐ >88厘米（4分）

☐ 80~88厘米（3分）

4. 您是否经常在工作和/或闲暇时间进行至少30分钟的日常体力活动（包括正常的日常活动)？

☐ 是（0分） ☐ 否（2分）

5. 您多久吃一次蔬菜、水果？

☐ 每天（0分） ☐ 不是每天（1分）

6. 您曾经定期服用高血压药物吗？

☐ 否（0分） ☐ 是（2分）

7. 您曾经（例如：在健康检查中、疾病期间、怀孕期间）被发现有高血糖吗？

☐ 否（0分） ☐ 是（5分）

8. 您或您的直系亲属，或其他亲属是否被诊断患有1型或2型糖尿病？

☐ 否（0分）

☐ 是：祖父母、阿姨、姑姑、叔叔、伯伯、舅舅、表（堂）兄弟姐妹（3分）

☐ 是：父母、兄弟、姐妹或自己的孩子（5分）

结果判读 [3-4]

测评得分 < 7分

提示您未来10年内患2型糖尿病的风险低。估计每100人中有1人会罹患糖尿病。

- 您无法改变自己的年龄或遗传倾向，但容易导致患2型糖尿病的其他因素（如超重、腹部肥胖、久坐不动的生活方式、饮食习惯和吸烟）的控制都取决于您。您选择的生活方式可以预防2型糖尿病，或至少将发病延后至年龄较高的时候。

- 如果您的家人患有糖尿病，您应该注意不要使体重随年龄增长而增加，腰围的增长尤其会使患2型糖尿病的风险增加，而定期、适度的运动会降低该风险。您还应该注意饮食，每天注意多摄取含丰富纤维的谷物产品和蔬菜，应尽量限制饱和脂肪酸、反式脂肪酸的摄入，适当增加单不饱和脂肪酸和 $n-3$ 多不饱和脂肪酸（如鱼油、部分坚果及种子）的摄入。

测评得分在 7~11分之间

提示您未来10年内患2型糖尿病的风险稍高。估计每25人中有1人会罹患糖尿病。

- 您无法改变自己的年龄或遗传倾向，但容易导致患2型糖尿病的其他因素（如超重、腹部肥胖、久坐不动的生活方式、饮食习惯和吸烟）的控制都取决于您。您选择的生活方式可以预防2型糖尿病，或至少将发病延后至年龄较高的时候。

- 如果您的家人患有糖尿病，您应该注意不要使体重随年龄增长而增加，腰围的增长尤其会使患2型糖尿病的风险增加，而定期、适度的运动会降低该风险。您还应该注意饮食，每天注意多摄取含丰富纤维的谷物产品和蔬菜，应尽量限制饱和脂肪酸、反式脂肪酸的摄入，适当增加单不饱和脂肪酸和 $n-3$ 多不饱和脂肪酸（如鱼油、部分坚果及种子）的摄入。

测评得分在 12~14 分之间

提示您未来 10 年内患 2 型糖尿病的风险**中**等。**估计每 6 人中有 1 人会罹患糖尿病。**

- 2 型糖尿病的早期阶段很少有任何症状。建议您认真考虑自己的运动和饮食习惯，注意您的体重，以预防糖尿病的发生。请与医护人员联系，以获得进一步的指导和检验。

- 您无法改变自己的年龄或遗传倾向，但容易导致患 2 型糖尿病的其他因素（如超重、腹部肥胖、久坐不动的生活方式、饮食习惯和吸烟）的控制都取决于您。您选择的生活方式可以预防 2 型糖尿病，或至少将发病延后至年纪较高的时候。

测评得分在 15~20 分之间

提示您未来 10 年内患 2 型糖尿病的风险高。**估计每 3 人中有 1 人会罹患糖尿病。**

- 您应该测量血糖（空腹血糖和餐后血糖），以确定您是否患有糖尿病。

- 2 型糖尿病的早期阶段很少有任何症状。建议您认真考虑自己的运动和饮食习惯，注意您的体重，以预防糖尿病发生。请与医护人员联系，以获得进一步的指导和检验。

测评得分＞ 20 分

提示您未来 10 年内患 2 型糖尿病的风险**非常高**。**估计每 2 人中会有 1 人罹患糖尿病。**

- 您应该测量血糖（空腹血糖和餐后血糖），以确定您是否患有糖尿病。

- 2 型糖尿病的早期阶段很少有任何症状。建议您认真考虑自己的运动和饮食习惯，注意您的体重，以预防糖尿病发生。请与医护人员联系，以获得进一步的指导和检验。

参考文献：

[1] Magliano DJ, Boyko EJ; IDF Diabetes Atlas 10th edition scientific committee. IDF DIABETES ATLAS [Internet]. 10th ed. Brussels: International Diabetes Federation; 2021. PMID: 35914061.

[2] Mugume IB, Wafula ST, Kadengye DT, Van Olmen J. Performance of a Finnish Diabetes Risk Score in detecting undiagnosed diabetes among Kenyans aged 18-69 years. PLOS One. 2023 Apr 26; 18(4): e0276858. doi: 10. 1371/journal. pone. 0276858. PMID: 37186010; PMCID: PMC10132597.

[3] IDF 线上 2 型糖尿病风险评估工具 [EB/OL]. [2023-10-09]. https://worlddiabetesday.org/type-2-diabetes-risk-assessment/.

[4] 中华医学会糖尿病学分会 . 中国 2 型糖尿病防治指南版 (2020 年)[J]. 中华糖尿病杂志 , 2021, 13(4): 315-409.

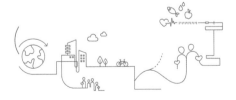

诺丁汉足部护理**评估量表**

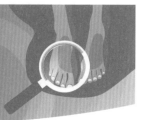

良好的日常足部护理行为可帮助糖尿病患者保护足部，有效预防糖尿病足发生。诺丁汉足部护理评估量表（NAFF)可有效评估糖尿病患者是否进行了正确足部护理，**由糖尿病患者进行自我评测**，可达到患者教育的目的。

量表由 29 个条目构成，所有条目的选项分值不尽相同（0~3 分）[1-2]。

扫码使用电子版

- **适用人群:**

  所有糖尿病患者。

- **计算得分:**

  总分 = 所有条目得分相加；量表总分为 87 分，得分越高，表示足部护理行为越好。

1. 您会检查双足吗?

☐ 每天多于1次（3分）　　☐ 每天1次（2分）

☐ 每周4~6次（1分）　　☐ 每周1次或更少（0分）

2. 您穿鞋前检查鞋内吗?

☐ 经常（3分）　　☐ 有时候（2分）

☐ 很少（1分）　　☐ 从不（0分）

3. 您脱鞋时检查足部吗?

☐ 经常（3分）　　☐ 有时候（2分）

☐ 很少（1分）　　☐ 从不（0分）

4. 您常洗脚吗?

☐ 每天多于1次（3分）　　☐ 每天1次（2分）

☐ 每周大部分时候（1分）　　☐ 每周几天（0分）

5. 您洗脚后检查脚是否已擦干吗?

☐ 经常（3分）　　☐ 有时候（2分）

☐ 很少（1分）　　☐ 从不（0分）

6. 您洗脚后检查足趾间是否已擦干吗?

☐ 总是（3分）　　☐ 经常（2分）

☐ 有时候（1分）　　☐ 很少/从不（0分）

7. 您的足部使用保湿霜吗?

☐ 每天（3分）　　☐ 每周1次（2分）

☐ 约每月1次（1分）　　☐ 从不（0分）

8. 您在足趾间涂保湿霜吗?

☐ 每天（0分）　　☐ 约每周1次（1分）

☐ 约每月1次（2分）　　☐ 从不（3分）

9. 您修剪脚趾甲吗?

☐ 约每周1次（3分）　　☐ 约每月1次（2分）

☐ 每月少于1次（1分）　　☐ 从不（0分）

10. 您穿凉鞋吗?

☐ 大多数时候（0分）　　☐ 有时候（1分）

☐ 很少（2分）　　☐ 从不（3分）

11. 您穿拖鞋吗?

☐ 大多数时候（0分）　　☐ 有时候（1分）

☐ 很少（2分）　　☐ 从不（3分）

12. 您穿运动鞋吗?

- [ ] 大多数时候（0分）
- [ ] 有时候（1分）
- [ ] 很少（2分）
- [ ] 从不（3分）

13. 您穿系带鞋吗?

- [ ] 大多数时候（0分）
- [ ] 有时候（1分）
- [ ] 很少（2分）
- [ ] 从不（3分）

14. 您穿尖头鞋吗?

- [ ] 大多数时候（0分）
- [ ] 有时候（1分）
- [ ] 很少（2分）
- [ ] 从不（3分）

15. 您穿人字拖吗?

- [ ] 大多数时候（0分）
- [ ] 有时候（1分）
- [ ] 很少（2分）
- [ ] 从不（3分）

16. 您穿新鞋时，会逐渐磨合吗?

- [ ] 总是（3分）
- [ ] 大多数时候（2分）
- [ ] 有时候（1分）
- [ ] 很少/从不（0分）

17. 您穿人造纤维袜（如尼龙袜）吗?

- [ ] 大多数时候（0分）
- [ ] 有时候（1分）
- [ ] 很少（2分）
- [ ] 从不（3分）

18. 您穿无缝袜/长筒袜/连裤袜吗?

- [ ] 经常（3分）
- [ ] 有时候（2分）
- [ ] 很少（1分）
- [ ] 从不（0分）

19. 您穿鞋不穿袜子吗?

- [ ] 经常（0分）
- [ ] 有时候（1分）
- [ ] 很少（2分）
- [ ] 从不（3分）

20. 您经常更换您的短袜/长袜/连裤袜吗?

☐ 每天多于1次（3分） ☐ 每天（2分）

☐ 每周4~6次（1分） ☐ 每周少于4次（0分）

21. 您光脚在屋内走来走去吗?

☐ 经常（0分） ☐ 有时候（1分）

☐ 很少（2分） ☐ 从不（3分）

22. 您光脚在外面走吗?

☐ 经常（0分） ☐ 有时候（1分）

☐ 很少（2分） ☐ 从不（3分）

23. 您在床上用热水袋吗?

☐ 经常（0分） ☐ 有时候（1分）

☐ 很少（2分） ☐ 从不（3分）

24. 您把脚放在炉火附近吗?

☐ 经常（0分） ☐ 有时候（1分）

☐ 很少（2分） ☐ 从不（3分）

25. 您会把脚放在散热器/暖气片上吗?

☐ 经常（0分） ☐ 有时候（1分）

☐ 很少（2分） ☐ 从不（3分）

26. 您洗澡时会使用温度计测水温吗?

☐ 经常（3分） ☐ 有时候（2分）

☐ 很少（1分） ☐ 从不（0分）

27. 当您长鸡眼时，您会使用鸡眼治疗药物/鸡眼膏/涂抹液吗？

☐ 经常（0分）　　　　☐ 有时候（1分）

☐ 很少（2分）　　　　☐ 从不（3分）

28. 当您的脚上有水疱时，您会在水疱上涂干敷料吗？

☐ 经常（3分）　　　　☐ 有时候（2分）

☐ 很少（1分）　　　　☐ 从不（0分）

29. 当您的脚被擦伤、割伤或烧伤时，您会涂上干敷料包扎伤口吗？

☐ 经常（3分）　　　　☐ 有时候（2分）

☐ 很少（1分）　　　　☐ 从不（0分）

结果判读

- **测评得分 ≤ 50分**

  提示您的足部护理行为习惯差；需要请医生帮助进一步评估您的足部护理能力，向医护人员咨询相关的足部护理知识。

- **测评得分 > 50分**

  提示您的足部护理行为习惯较好；请继续保持足部护理习惯，针对没做到或做错的行为及时纠正。

参考文献：

[1] Lincoln N B，Jeffcoate W J, Ince P, et al. Validation of a new measure of protective footcare behaviour: the Nottingham Assessment of Functional Footcare(NAFF)[J]. Practical Diabetes International, 2007, 24(4): 207-211.

[2] Senussi M, Lincoln N, Jeffcoate W. Psychometric properties of the Nottingham Assessment of Functional Footcare(NAFF)[J]. International Journal of Therapy and Rehabilitation, 2011, 18(6): 330-334.

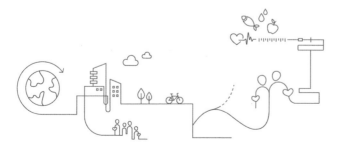

8条目Morisky用药依从性量表

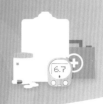

糖尿病患者的用药依从性低与血糖控制不佳有关，并易于导致糖尿病相关并发症发生。8 条目 Morisky 用药依从性量表共包含 8 个条目，可用于评价糖尿病患者的用药依从性，**由糖尿病患者进行自我评测。**

其中条目 1—4、6—7 答"是"计 0 分，答"否"计 1 分；条目 5 为反向计分题，答"是"计 1 分，答"否"计 0 分；条目 8 选项为"从不""偶尔""有时""经常""所有时间"，采用 Linker 5 级评分法，分别计 1 分、0.75 分、0.5 分、0.25 分、0 分。

- **适用人群:**

  所有糖尿病患者。

- **计分原则:**

  总分 = 所有条目得分相加；量表总分 8 分，得分越高，表示用药依从性越好。

1.您是否有时会忘记使用降糖药?

　□是（0分）　　　　　　□否（1分）

2.在过去 2 周内，您是否曾经忘记使用降糖药?

　□是（0分）　　　　　　□否（1分）

3.用药期间，当您觉得症状变化或出现其他症状时（血糖变化时），您是否未告知医生而自行减少或停止使用降糖药?

　□是（0分）　　　　　　□否（1分）

4.当您外出或离开家时，您是否有时忘记随身携带降糖药?

☐ 是 (0分)　　　　　☐ 否 (1分)

5.昨天您遵照医嘱使用降糖药了吗?

☐ 是 (1分)　　　　　☐ 否 (0分)

6.当您觉得自己的血糖得到控制时，您是否有时停止使用降糖药?

☐ 是 (0分)　　　　　☐ 否 (1分)

7.对有些人来说坚持每天使用降糖药确实不方便，您是否觉得要坚持治疗计划有困难?

☐ 是 (0分)　　　　　☐ 否 (1分)

8.您觉得要记起按时按量使用降糖药很难吗?

☐ 从不 (1分)　　　☐ 偶尔 (0.75分)　　　☐ 有时 (0.5分)

☐ 经常 (0.25分)　　☐ 所有时间 (0分)

结果判读

- **测评得分＜6分**

  提示您的用药依从性差；需要提高对疾病的正确认识，掌握更多规范用药知识，坚持遵医嘱用药。

- **6分≤测评得分＜8分**

  提示您的用药依从性中等；请及时纠正错误用药行为，可咨询您的医生选择简便的治疗方案，有利于提高用药依从性。

- **测评得分=8分**

  提示您的用药依从性高；请继续遵医嘱用药，不要擅自停药。

参考文献

[1] 翁艳君, 赵豫梅, 刘伟军, 等 . 中文版 8 条目 Morisky 服药依从性量表在 2 型糖尿病患者中的信效度评价及应用研究 [J]. 中华临床医师杂志，2018, 12(8): 445-450.

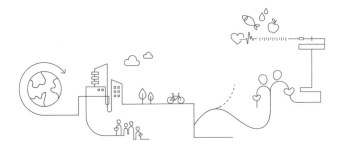

糖尿病自我管理行为量表

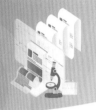

糖尿病自我管理行为量表 (SDSCA) 由 Toobert 等修订[1]、我国专家翻译优化[2-3]，可**帮助医护人员对患者进行疾病态度和自我管理行为评估**。量表由 11 个条目组成，包括普通饮食、特殊饮食、运动、血糖监测、药物治疗、足部护理 6 个维度。

● **适用人群：**

所有糖尿病患者。

● **计算得分：**

扫码使用电子版

总分为 0~77 分；得分越高，说明自我管理行为越好。

除第 4 题外，均为正向计分题，即选择"0 天"，得分为 0 分；选择"5 天"，则得分为 5 分。

第 4 题为反向计分题，即选择"0 天"，得分为 7 分；选择"5 天"，则得分为 2 分。

糖尿病自我管理行为量表

1.在过去7天内，按糖尿病饮食要求合理安排饮食的天数为

☐0天　☐1天　☐2天　☐3天　☐4天　☐5天　☐6天　☐7天

2.在过去1个月内，每周按糖尿病饮食要求合理安排饮食的平均天数为

☐0天　☐1天　☐2天　☐3天　☐4天　☐5天　☐6天　☐7天

3.在过去7天内，一天内摄入水果或蔬菜达5种或5种以上的天数为

☐0天　☐1天　☐2天　☐3天　☐4天　☐5天　☐6天　☐7天

4. 在过去7天内，摄入油腻食物或全脂奶制品的天数为

☐ 0天　☐ 1天　☐ 2天　☐ 3天　☐ 4天　☐ 5天　☐ 6天　☐ 7天

5. 在过去7天内，进行持续时间>30分钟的运动 (包括散步等)的天数为

☐ 0天　☐ 1天　☐ 2天　☐ 3天　☐ 4天　☐ 5天　☐ 6天　☐ 7天

6. 在过去7天内，进行中等强度活动 (包括快走、游泳、骑车等) 的天数为

☐ 0天　☐ 1天　☐ 2天　☐ 3天　☐ 4天　☐ 5天　☐ 6天　☐ 7天

7. 在过去7天内，进行了血糖监测的天数为

☐ 0天　☐ 1天　☐ 2天　☐ 3天　☐ 4天　☐ 5天　☐ 6天　☐ 7天

8. 在过去7天内，按医生要求监测血糖的天数为

☐ 0天　☐ 1天　☐ 2天　☐ 3天　☐ 4天　☐ 5天　☐ 6天　☐ 7天

9. 在过去7天内，仔细检查自己脚部有无问题的天数为

☐ 0天　☐ 1天　☐ 2天　☐ 3天　☐ 4天　☐ 5天　☐ 6天　☐ 7天

10. 在过去7天内，检查鞋子内部有无异物、是否平整、舒适情况的天数为

☐ 0天　☐ 1天　☐ 2天　☐ 3天　☐ 4天　☐ 5天　☐ 6天　☐ 7天

11. 在过去7天内，按医生要求正确服用药物或注射胰岛素的天数为

☐ 0天　☐ 1天　☐ 2天　☐ 3天　☐ 4天　☐ 5天　☐ 6天　☐ 7天

结果判读

- **测评得分 > 61分**

  提示该患者对糖尿病的自我管理水平**良好**；即患者在普通饮食、特殊饮食、运动、血糖监测、并发症预防和按时用药 6 个方面的遵医行为较好，请鼓励患者继续保持[3]。

- **测评得分30~61分**

  提示该患者对糖尿病的自我管理水平**中等**；医护人员可针对患者的薄弱行为加强自我管理知识和能力的教育，实施个体化的管理，以促进糖尿病患者在自我管理行为上的改变[3]。

- **测评得分 < 30分**

  提示该患者对糖尿病的自我管理水平差；医护人员可对患者存在的问题进行干预，注重发挥患者主观能动性，使其自觉坚持良好的自我管理行为，包括坚持规律饮食、运动、血糖监测，遵医嘱服用药物或注射胰岛素等，做好糖尿病足的日常检查护理[2]。

参考文献：

[1] Toobert D J, Hampson S E, glasgow R E. The summary of diabetes self-care activities measure: results form 7 studies and a revised scale[J]. Diabetes Care，2000，23(7): 943-950.

[2] 韦妹爱 . 2 型糖尿病患者自我管理水平和生存质量的相关性研究 [J]. 中华护理教育，2016，13(12):932-934.

[3] 嵇加佳，刘林，楼青青，等 . 2 型糖尿病患者自我管理行为及血糖控制现状的研究 [J]. 中华护理杂志，2014，49(5):617-620.

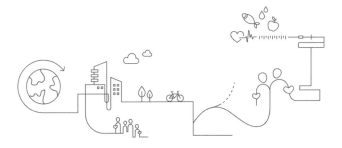

糖尿病痛苦量表

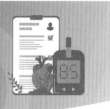

以下是经过汉化的糖尿病痛苦量表 (DDS)[1], 常用于评估糖尿病患者的心理健康情况。量表由 17 个条目构成，共包括 4 个维度（分别为情绪负担、医生相关痛苦、治疗方案相关痛苦以及人际关系相关痛苦），个人感受分为 6 个程度。

- **适用人群:**
  所有糖尿病患者。
- **计算得分:**
  1. 总心理状态评估：17 个条目平均评分。
  2. 情绪负担评估（第 1、4、7、10、14 个条目的平均评分）。
  3. 与医生相关痛苦评估（第 2、5、11、15 个条目的平均评分）。
  4. 与治疗方案相关痛苦评估（第 3、6、8、12、16 个条目的平均评分）。
  5. 与人际关系相关痛苦评估（第 9、13、17 个条目的平均评分）。
  如情绪负担项，第 1 题为 4 分，第 4、7、10、14 题分别为 2 分，则总分为 12 分、平均分为 2.4 分。

- **评分标准:**
  量表的平均分 ≥ 3 分则被认为具有中等以上的痛苦，需引起临床关注。但量表的得分不能代表诊断结果，我们建议得分较高的患者及时转诊于专业的心理医生。

─────── **在过去 1 个月内** ───────

1. 我觉得每天为应对糖尿病消耗大量的精力和体力

☐ 没有困扰（1分）　　☐ 轻度困扰（2分）　　☐ 中度困扰（3分）

☐ 有点严重的困扰（4分）　　☐ 严重的困扰（5分）　　☐ 非常严重的困扰（6分）

2. 我觉得医生对糖尿病和糖尿病照护的了解不足

☐ 没有困扰（1分）　　☐ 轻度困扰（2分）　　☐ 中度困扰（3分）

☐ 有点严重的困扰（4分）　　☐ 严重的困扰（5分）　　☐ 非常严重的困扰（6分）

3.我对自己的糖尿病日常管理能力没有信心

☐ 没有困扰（1分）　　☐ 轻度困扰（2分）　　☐ 中度困扰（3分）

☐ 有点严重的困扰（4分）　☐ 严重的困扰（5分）　☐ 非常严重的困扰（6分）

4.一想到自己患有糖尿病，我就觉得生气、害怕和/或沮丧

☐ 没有困扰（1分）　　☐ 轻度困扰（2分）　　☐ 中度困扰（3分）

☐ 有点严重的困扰（4分）　☐ 严重的困扰（5分）　☐ 非常严重的困扰（6分）

5.我觉得医生没有很清晰地指导我如何管理糖尿病

☐ 没有困扰（1分）　　☐ 轻度困扰（2分）　　☐ 中度困扰（3分）

☐ 有点严重的困扰（4分）　☐ 严重的困扰（5分）　☐ 非常严重的困扰（6分）

6.我觉得我没有做到经常测量自己的血糖

☐ 没有困扰（1分）　　☐ 轻度困扰（2分）　　☐ 中度困扰（3分）

☐ 有点严重的困扰（4分）　☐ 严重的困扰（5分）　☐ 非常严重的困扰（6分）

7.我觉得不管我怎么做，最终都会患有严重的长期并发症

☐ 没有困扰（1分）　　☐ 轻度困扰（2分）　　☐ 中度困扰（3分）

☐ 有点严重的困扰（4分）　☐ 严重的困扰（5分）　☐ 非常严重的困扰（6分）

8.我觉得我的糖尿病治疗方案经常失败

☐ 没有困扰（1分）　　☐ 轻度困扰（2分）　　☐ 中度困扰（3分）

☐ 有点严重的困扰（4分）　☐ 严重的困扰（5分）　☐ 非常严重的困扰（6分）

9.我觉得朋友或家人没有对我管理糖尿病的努力给予足够的支持（如：安排与我的疾病相关日程冲突的活动，或鼓励我吃"不该吃的"食物）

☐ 没有困扰（1分）　　☐ 轻度困扰（2分）　　☐ 中度困扰（3分）

☐ 有点严重的困扰（4分）　☐ 严重的困扰（5分）　☐ 非常严重的困扰（6分）

10. 我觉得糖尿病控制了我的生活

- 没有困扰（1分）
- 轻度困扰（2分）
- 中度困扰（3分）
- 有点严重的困扰（4分）
- 严重的困扰（5分）
- 非常严重的困扰（6分）

11. 我觉得医生对我所关心的问题没有足够的重视

- 没有困扰（1分）
- 轻度困扰（2分）
- 中度困扰（3分）
- 有点严重的困扰（4分）
- 严重的困扰（5分）
- 非常严重的困扰（6分）

12. 我觉得我没有严格执行一个好的饮食计划

- 没有困扰（1分）
- 轻度困扰（2分）
- 中度困扰（3分）
- 有点严重的困扰（4分）
- 严重的困扰（5分）
- 非常严重的困扰（6分）

13. 我觉得朋友或家人不能理解身患糖尿病有多么艰难

- 没有困扰（1分）
- 轻度困扰（2分）
- 中度困扰（3分）
- 有点严重的困扰（4分）
- 严重的困扰（5分）
- 非常严重的困扰（6分）

14. 我觉得糖尿病各方面的要求让我不堪重负

- 没有困扰（1分）
- 轻度困扰（2分）
- 中度困扰（3分）
- 有点严重的困扰（4分）
- 严重的困扰（5分）
- 非常严重的困扰（6分）

15. 我觉得没有一位可以定期为我看糖尿病的医生

- 没有困扰（1分）
- 轻度困扰（2分）
- 中度困扰（3分）
- 有点严重的困扰（4分）
- 严重的困扰（5分）
- 非常严重的困扰（6分）

16. 我觉得自己没有动力坚持对糖尿病的自我管理

- 没有困扰（1分）
- 轻度困扰（2分）
- 中度困扰（3分）
- 有点严重的困扰（4分）
- 严重的困扰（5分）
- 非常严重的困扰（6分）

17. 我觉得朋友或家人没有给予我想要的情感支持

- 没有困扰（1分）
- 轻度困扰（2分）
- 中度困扰（3分）
- 有点严重的困扰（4分）
- 严重的困扰（5分）
- 非常严重的困扰（6分）

总心理状态评估的结果判读[2]

- **17项的总平均得分＜2分**

  提示您对患有糖尿病并**不感到痛苦**；说明糖尿病给您的压力总体能承受，您能积极应对糖尿病，请继续保持好心态。

- **2分≤17项的总平均得分＜3分**

  提示您对患有糖尿病感到**中度痛苦**；建议调整心态，不要过分担忧、焦虑，建议遵医嘱积极治疗，必要时咨询您的医生或护士。

- **17项的总平均得分≥3分**

  提示您对患有糖尿病感到**重度痛苦**；建议前往专业的心理科咨询医生，及时纠正心态、纾解压力，树立信心，配合治疗。

情绪负担评估的结果判读[2]

- **情绪负担评估项的平均得分＜2分**

  提示您对患有糖尿病并**不感到痛苦**；说明您能正视自己的病情，积极应对，请继续保持心态，积极应对疾病。

- **2分≤情绪负担评估项的平均得分＜3分**

  提示您对患有糖尿病感到**中度痛苦**；建议调整心态，积极应对疾病，必要时咨询您的医生或护士。

- **情绪负担评估项的平均得分≥3分**

  提示您对患有糖尿病感到**重度痛苦**；建议前往专业的心理科咨询医生，及时纠正对糖尿病的认知，树立信心，配合治疗。

与医生相关痛苦评估的结果判读[3]

- **与医生相关项的平均得分<2分**

  您觉得您的医生给予了您足够的疾病管理知识和能力应对糖尿病，您并**不**感到痛苦；请继续保持良好的医患沟通。

- **2分≤与医生相关项的平均得分<3分**

  您觉得您的医生给予您的疾病管理知识和能力稍不足，您感到**中度痛苦**；建议您与您的医生充分沟通，以便更好地获得糖尿病管理知识和技能。

- **与医生相关项的平均得分≥3分**

  您觉得您的医生并没有给予您足够的疾病管理知识和能力，您感到**重度痛苦**；建议前往专业的心理科咨询医生，在心理医生的指导下，与您的主治医生建立新型医患关系，以便更好地获得糖尿病管理知识和技能。

与治疗方案相关痛苦评估的结果判读[3]

- **与治疗方案相关项的平均得分<2分**

  提示您的生活受糖尿病影响较小，您并**不**感到痛苦；请继续保持规范治疗及规律的生活习惯。

- **2分≤与治疗方案相关项的平均得分<3分**

  提示您的生活受糖尿病中度影响，您感到**中度痛苦**；建议您及时调整疾病管理与生活、工作、娱乐、休息的时间安排，在接受规范治疗的同时养成健康生活习惯。

- **与治疗方案相关项的平均得分≥3分**

  提示您的生活受糖尿病影响较大，您感到**重度痛苦**；建议前往专业的心理科咨询医生，在心理医生的指导下，协调好疾病管理与生活、工作、娱乐休息的时间安排，在接受规范治疗的同时养成健康生活习惯。

与人际关系相关痛苦评估的结果判读[3]

- **与人际关系相关项的平均得分<2分**

  提示您能处理好人际关系及疾病管理情绪，您觉得您的家人、朋友等能给予您足够的理解和支持，您并**不感到痛苦**；目前的人际关系能够帮助您更好地战胜疾病。

- **2分≤与人际关系相关项的平均得分<3分**

  您觉得您的家人、朋友等对您的糖尿病给予的理解和支持并不够，您感到**中度痛苦**；建议您在做好自我情绪疏导的同时，与您的家人、朋友等充分沟通，以便获得足够的理解和支持，必要时请咨询您的医生或护士。

- **与人际关系相关项的平均得分≥3分**

  您觉得您的家人、朋友等对您的糖尿病不能给予足够理解和支持，您感到**重度痛苦**；建议前往专业的心理科咨询医生，在心理医生的指导下，在做好自我情绪疏导的同时让您的家人、朋友等正确对待您的病情，并给予您一定的支持和帮助。

参考文献：

[1] Zhang YY, Li W, Sheng Y. The Chinese version of the revised Diabetes Distress Scale for adults with type 2 diabetes: Translation and validation study. Int J Nurs Sci. 2022 Mar 8; 9(2):243-251.

[2] 黄志英, 陶建青. 系统性心理行为干预对 2 型糖尿病患者的影响 [J]. 护理学杂志, 2006, (07): 7-9.

[3] 唐小飞, 蒋国萍, 赵锡丽, 等. 重庆地区 2 型糖尿病患者糖尿病痛苦现状分析及干预策略 [J]. 当代护士（上旬刊）, 2020, 27(6): 14-17.

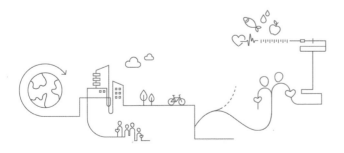

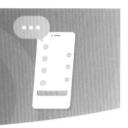

糖友幸福感评估量表

　　糖尿病患者病情的控制与其心理状态关系密切，病情的控制可能直接影响患者日常生活、饮食、治疗、社会支持等方面的情绪，情绪障碍与较差的血糖控制、临床转归密切相关。对糖尿病患者而言，良好的情绪和幸福感是衡量糖尿病患者整体生命质量和自我管理的重要指标[1-2]。

　　世界卫生组织幸福感指数量表 (WHO-5) 是临床中使用最广泛的、用来评估糖尿病患者幸福感的量表[1,3]。具体的评分规则为，**将 5 个条目的分数相加得到原始分，再乘以 4 得到最终分数，总分为 0~100；分数越高则说明幸福感越强。**

请您对应下面 5 个句子选出最接近过去两周内心理状态的选项（打"√"）。

扫码使用电子版

——— 过去两周内 ———

1. 我觉得快乐，心情舒畅

☐ 所有时间（5分）　　☐ 大部分时间（4分）　　☐ 超过一半的时间（3分）

☐ 少于一半的时间（2分）　　☐ 有时候（1分）　　☐ 从未有过（0分）

2. 我感到平静和放松

☐ 所有时间（5分）　　☐ 大部分时间（4分）　　☐ 超过一半的时间（3分）

☐ 少于一半的时间（2分）　　☐ 有时候（1分）　　☐ 从未有过（0分）

3. 我感觉充满活力，精力充沛

☐ 所有时间（5分）　　☐ 大部分时间（4分）　　☐ 超过一半的时间（3分）

☐ 少于一半的时间（2分）　　☐ 有时候（1分）　　☐ 从未有过（0分）

4. 我睡醒时感觉神清气爽，得到了足够的休息

☐ 所有时间（5分）　　☐ 大部分时间（4分）　　☐ 超过一半的时间（3分）

☐ 少于一半的时间（2分）　　☐ 有时候（1分）　　☐ 从未有过（0分）

5. 我每天的生活充满了有趣的事情

☐ 所有时间（5分）　　☐ 大部分时间（4分）　　☐ 超过一半的时间（3分）

☐ 少于一半的时间（2分）　　☐ 有时候（1分）　　☐ 从未有过（0分）

结果判读[2]

- **得分 > 50分**

  提示您近期感到幸福，可继续保持乐观的生活态度和心态。

- **得分29~50分**

  提示您的幸福感较弱，可参考小贴士"提升幸福感的小技巧"来提升您的幸福感。

- **得分 ≤ 28分**

  您可能存在抑郁，可使用"糖友抑郁自评量表"进一步评估是否存在抑郁。

抑郁自评量表

抑郁自评量表 (SDS)：能全面、准确、迅速地反映被试者抑郁状态的存在及其严重程度和变化。量表共有 20 个与抑郁症状有关的条目，采用 1~4 分制计分，评定时间为过去 1 周内，其中条目 2、5、6、11、12、14、16、17、18、20 为反向计分题，按 4~1 计分；**将所有条目得分相加，即得到原始粗分，粗分乘以 1.25 后取整数部分得到标准分；SDS 标准分的分界值为 53 分，分值越高，抑郁倾向越明显**[4]。

请仔细阅读每一条目，然后根据近 1 周以内的实际感受，选择与自身情况相符的答案。答案无所谓对错，请不要有所顾虑。

——— 过去 1 周内 ———

1. 我觉得闷闷不乐，情绪低沉

☐ 很少有该项症状（1分）　　☐ 有时有该项症状（2分）

☐ 大部分时间有该项症状（3分）　　☐ 绝大部分时间有该项症状（4分）

2. 我觉得一天之中早晨最好

☐ 很少有该项症状（4分）　　☐ 有时有该项症状（3分）

☐ 大部分时间有该项症状（2分）　　☐ 绝大部分时间有该项症状（1分）

3. 我一阵阵哭出来或觉得想哭

☐ 很少有该项症状（1分）　　☐ 有时有该项症状（2分）

☐ 大部分时间有该项症状（3分）　　☐ 绝大部分时间有该项症状（4分）

4. 我晚上睡眠不好

☐ 很少有该项症状（1分）　　☐ 有时有该项症状（2分）

☐ 大部分时间有该项症状（3分）　　☐ 绝大部分时间有该项症状（4分）

5. 我吃得跟平常一样多

☐ 很少有该项症状（4分）　　☐ 有时有该项症状（3分）

☐ 大部分时间有该项症状（2分）　　☐ 绝大部分时间有该项症状（1分）

6. 我与异性密切接触时和以往一样感到愉快

☐ 很少有该项症状（4分）　　☐ 有时有该项症状（3分）

☐ 大部分时间有该项症状（2分）　　☐ 绝大部分时间有该项症状（1分）

7. 我发觉我的体重在减轻

☐ 很少有该项症状（1分）　　☐ 有时有该项症状（2分）

☐ 大部分时间有该项症状（3分）　　☐ 绝大部分时间有该项症状（4分）

8. 我有便秘的苦恼

☐ 很少有该项症状（1分）　　☐ 有时有该项症状（2分）

☐ 大部分时间有该项症状（3分）　　☐ 绝大部分时间有该项症状（4分）

9. 我心跳比平时快

☐ 很少有该项症状（1分）　　☐ 有时有该项症状（2分）

☐ 大部分时间有该项症状（3分）　　☐ 绝大部分时间有该项症状（4分）

10. 我无缘无故地感到疲乏

☐ 很少有该项症状（1分）　　☐ 有时有该项症状（2分）

☐ 大部分时间有该项症状（3分）　　☐ 绝大部分时间有该项症状（4分）

11. 我的头脑跟平常一样清楚

☐ 很少有该项症状（4分）　　☐ 有时有该项症状（3分）

☐ 大部分时间有该项症状（2分）　　☐ 绝大部分时间有该项症状（1分）

12. 我觉得经常做的事情并没有困难

☐ 很少有该项症状（4分）　　☐ 有时有该项症状（3分）

☐ 大部分时间有该项症状（2分）　　☐ 绝大部分时间有该项症状（1分）

13. 我觉得不安而平静不下来

☐ 很少有该项症状（1分）　　☐ 有时有该项症状（2分）

☐ 大部分时间有该项症状（3分）　　☐ 绝大部分时间有该项症状（4分）

14. 我对将来抱有希望

☐ 很少有该项症状（4分）　　☐ 有时有该项症状（3分）

☐ 大部分时间有该项症状（2分）　　☐ 绝大部分时间有该项症状（1分）

15. 我比平常容易生气、激动

☐ 很少有该项症状（1分）　　☐ 有时有该项症状（2分）

☐ 大部分时间有该项症状（3分）　　☐ 绝大部分时间有该项症状（4分）

16. 我觉得做出决定是容易的

☐ 很少有该项症状（4分）　　☐ 有时有该项症状（3分）

☐ 大部分时间有该项症状（2分）　　☐ 绝大部分时间有该项症状（1分）

17. 我觉得自己是个有用的人，有人需要我

☐ 很少有该项症状（4分）　　☐ 有时有该项症状（3分）

☐ 大部分时间有该项症状（2分）　　☐ 绝大部分时间有该项症状（1分）

18. 我的生活过得很有意思

☐ 很少有该项症状（4分）　　☐ 有时有该项症状（3分）

☐ 大部分时间有该项症状（2分）　　☐ 绝大部分时间有该项症状（1分）

19. 我认为如果我死了，别人会生活得好些

☐ 很少有该项症状（1分）　　☐ 有时有该项症状（2分）

☐ 大部分时间有该项症状（3分）　　☐ 绝大部分时间有该项症状（4分）

20. 对平常感兴趣的事我仍然照样感兴趣

☐ 很少有该项症状（4分）　　☐ 有时有该项症状（3分）

☐ 大部分时间有该项症状（2分）　　☐ 绝大部分时间有该项症状（1分）

结果判读[4]

- **得分＜53分**
  提示您可能**不存在抑郁**。

- **得分53~62分**
  提示您可能存在**轻度抑郁**。

- **得分63~72分**
  提示您可能存在**中度抑郁**。

- **得分＞72分**
  提示您可能存在**重度抑郁**。

得分≥53分的糖尿病患者，建议您及时咨询医护人员到心理科检查。所有糖尿病患者均可参考小贴士"提升幸福感的小技巧"来提升幸福感。

小贴士：提升幸福感的小技巧[5]

1. 参加社区糖友活动，如生日会等，可提高幸福感。
2. 进行幸福事件记录（拍照、录像或笔记记录），记录每日感到开心、幸福的事，注重细节记录，以便在负性情绪严重时重温，对消除负性情绪产生积极影响。
3. 进行回馈性交流，提升向亲属表达谢意的积极性，通过该方式拉近与亲属的距离，提升幸福感。
4. 休息时，可播放轻柔舒缓的音乐，配合音乐调整呼吸的方式，缓解内心不良情绪，促使患者保持内心平和，进而确保血糖水平稳定性。最重要的是，要积极面对疾病和治疗，健康饮食、规律运动、遵医用药，做好血糖监测等，以确保血糖平稳、达标。

参考文献：
[1] 曹笑柏，李峰，张成帅，等 . 2 型糖尿病患者主观幸福感与情绪障碍的相关性 [J]. 解放军护理杂志，2016，33(16): 14-18.
[2] 郭海健，苑随霞，毛涛，等 . 2 型糖尿病患者及前期人群与血糖正常人群的生活质量现况比较分析 [J]. 中华糖尿病杂志，2017，9(5): 286-291.
[3] Topp C W, østergaard SD, Søndergaard S, et al. The WHO-5 Well-Being Index: a systematic review of the literature. Psychother Psychosom. 2015; 84(3): 167-76.
[4] 唐平 . 医学心理学 [M]. 北京 : 人民卫生出版社，2009: 155.
[5] 司蕾 . 心理针对性干预对糖尿病患者负面情绪及主观幸福感的影响 [J]. 中国社区医师，2021, 37(5): 144-145.

糖尿病**神经病变**筛查量表

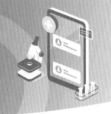

　　糖尿病患者并发神经病变的早期常无自觉症状，易被忽视，**使用糖尿病神经病变的相关量表可以很好地帮助患者实现早期筛查。**

　　临床上较常用的筛查量表是**密歇根神经病变筛查工具** (MNSI)，包括问卷 (15 个问题) 和体格检查 (4 项) 两部分 [1-2]。问卷评分满分为 13 分，体格检查满分为 8 分，**由糖尿病患者和医护人员共同完成。**

扫码使用电子版

- **适用人群：**
  所有糖尿病患者。

- **计分原则** [1-2]**：**
  问卷评分为 4 分；体格检查评分为 2 分 (问卷部分 1—3、5—6、8—9、11—12、14—15 题每回答一个"是"记 1 分，7 和 13 题每回答一个"否"记 1 分，4 和 10 题不记分)。

问卷部分

1.您的下肢或足部是否有麻木感？　　☐是（1分）　　☐否（0分）

2.您的下肢或足部是否曾经有过灼痛的感觉？　　☐是（1分）　　☐否（0分）

3.您的双足是否有感觉过敏的现象？　　☐是（1分）　　☐否（0分）

4.您的下肢或双足是否出现过肌肉痛性痉挛的现象？　☐是（0分）　　☐否（0分）

5.您的下肢或双足是否出现过刺痛的感觉？　　☐是（1分）　　☐否（0分）

6. 当被褥接触皮肤时，您是否有被刺痛的感觉？　□是（1分）　□否（0分）

7. 当您淋浴时，是否能清楚地感知水温的变化？　□是（0分）　□否（1分）

8. 您是否曾经有过足部溃疡？　□是（1分）　□否（0分）

9. 您的医生是否诊断过您患有糖尿病神经病变？　□是（1分）　□否（0分）

10. 您大部分时间是否会感到虚弱无力？　□是（0分）　□否（0分）

11. 您的症状在夜间是否会更严重？　□是（1分）　□否（0分）

12. 您的下肢在走路时是否受过伤？　□是（1分）　□否（0分）

13. 您行走时是否能感觉到您的双足？　□是（0分）　□否（1分）

14. 您足部的皮肤是否会因为太干燥而裂开？　□是（1分）　□否（0分）

15. 您是否进行过截肢手术？　□是（1分）　□否（0分）

体格检查部分

1. 左足外观检查   ☐ 正常（0分）   ☐ 异常（1分）

---

2. 左足溃疡   ☐ 无（0分）   ☐ 有（1分）

---

3. 左侧踝反射   ☐ 存在（0分）   ☐ 减弱（0.5分）   ☐ 消失（1分）

---

4. 左踇趾振动觉   ☐ 存在（0分）   ☐ 减弱（0.5分）   ☐ 消失（1分）

---

5. 右足外观检查   ☐ 正常（0分）   ☐ 异常（1分）

---

6. 右足溃疡   ☐ 无（0分）   ☐ 有（1分）

---

7. 右侧踝反射   ☐ 存在（0分）   ☐ 减弱（0.5分）   ☐ 消失（1分）

---

8. 右踇趾振动觉   ☐ 存在（0分）   ☐ 减弱（0.5分）   ☐ 消失（1分）

结果判读

- **问卷得分≥4分，同时检查部分得分≥2分**
  提示该患者糖尿病神经病变的确诊可能性<u>较高</u>；建议进一步咨询医生进行确诊，及早干预，改善预后[2-3]。

- 当问卷和体格检查有一部分得分达到诊断截点，如：**问卷得分≥4分，同时检查部分得分<2分；或问卷得分<4分，同时检查部分得分≥2分**
  提示该患者可临床诊断为糖尿病神经病变，且确诊可能性<u>较高</u>；建议进一步咨询医生进行神经电生理检查，以便确诊，及早干预，改善预后[2-3]。

- **问卷得分<4分，同时检查部分得分<2分**
  提示该患者糖尿病神经病变确诊可能性较低；建议进一步咨询医生进行其他辅助检查，以免漏诊[2-3]。另外，需提醒患者在做好血糖控制的同时，要定期去医院进行下肢及双足检查；日常生活中，要保持足部卫生，每天检查双足，注意足部保健[4]。

参考文献：
[1] 张春风，谢云，葛焕琦，等．密歇根神经筛查量表在糖尿病神经病变中诊断截点的观察[J]．中国糖尿病杂志，2015,(7):602-607.
[2] 张春风，谢云，Priyadarshini Yonzon，等．密歇根筛查量表对糖尿病神经病变的诊断价值[J]．天津医药，2013,41(3):208-211.
[3] 中华医学会糖尿病学分会神经并发症学组．糖尿病神经病变诊治专家共识(2021年版)[J].中华糖尿病杂志，2021，13(6): 540-557.
[4] 中华医学会糖尿病学分会，国家基层糖尿病防治管理办公室．国家基层糖尿病防治管理手册(2022)[J].中华内科杂志，2022，61(7): 717-748.

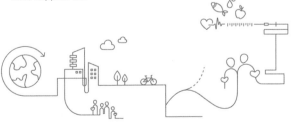

附录

2025 版中国糖尿病患者注射类降糖药物使用教育管理规范

EDUCATION AND MANAGEMENT STANDARDS FOR THE USE OF INJECTABLE ANTI-DIABETIC DRUGS

附录1 常用胰岛素及其作用特点

附表1 常用胰岛素及其作用特点

类别	胰岛素制剂		起效时间 /min	峰值时间 /h	作用持续时间 /h
餐时胰岛素	短效胰岛素 (RI)		15 ~ 60	2 ~ 4	5 ~ 8
	速效胰岛素类似物	门冬胰岛素	10 ~ 15	1 ~ 2	4 ~ 6
		赖脯胰岛素	10 ~ 15	1 ~ 1.5	4 ~ 5
		谷赖胰岛素	10 ~ 15	1 ~ 2	4 ~ 6
基础胰岛素	中效胰岛素 (NPH)		150 ~ 180	5 ~ 7	13 ~ 16
	长效胰岛素 (PZ1)		180 ~ 240	8 ~ 10	长达 20
	长效胰岛素类似物	甘精胰岛素 U100	120 ~ 180	无峰	长达 30
		地特胰岛素	180 ~ 240	3 ~ 14	长达 24
	超长效胰岛素类似物	德谷胰岛素	60	无峰	长达 42
		甘精胰岛素 U300	—	无峰	长达 36
预混胰岛素	预混人胰岛素	HI30R、HI70/30	30	2 ~ 12	14 ~ 24
		50R	30	2 ~ 3	10 ~ 24
	预混胰岛素类似物	门冬胰岛素 30	10 ~ 20	1 ~ 4	14 ~ 24
		赖脯胰岛素 25	15	0.5 ~ 1.17	16 ~ 24
		赖脯胰岛素 50			
		门冬胰岛素 50			
双胰岛素	双胰岛素类似物（德谷门冬双胰岛素 70/30）		10 ~ 15	1.2	> 24

附录2 胰岛素专用注射器操作流程

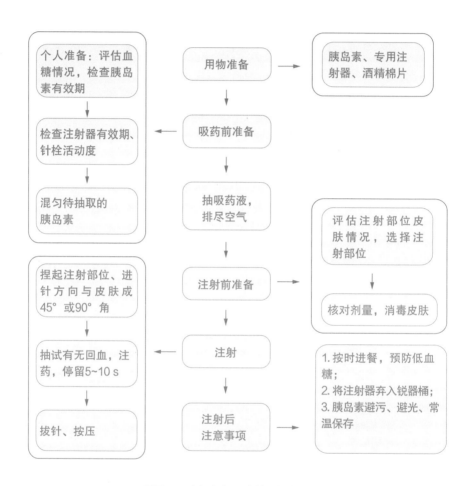

附图1 胰岛素专用注射器操作流程

附录3 不同GLP-1RA的分子结构特点和药代动力学差异

附表2 不同GLP-1RA的分子结构特点和药代动力学差异

项目	艾塞那肽	利司那肽	贝那鲁肽	利拉鲁肽	度拉糖肽	洛塞那肽	艾塞那肽周制剂	司美格鲁肽
分子结构	exendin-4	改良的 exendin-4	重组人GLP-1[rhGLP-1RA(7-36)]通过基因工程母技术获得	改良的人GLP-1类似物(通过基因重组技术，利用酵母生产)	改良的人GLP-1(通过DNA重组技术，利用CHO细胞生产)	基于exendin-4结构，化学合成的GLP-1(化学合成exendin-4多肽PEG衍生化产物)		天然人GLP-1类似物(通过基因重组技术，利用酿酒酵母细胞生产)
与人GLP-1同源性/%	53	50	100	97	90	53	53	94
按作用时间分类	短效	短效	短效	长效	超长效	超长效	超长效	超长效
达峰时间	2.1 h	1~3.5 h	19 min	8~12 h	48 h内	67~118 h	2个高峰(分别为2周微球表面结合的艾塞那肽释放及6-7周微球内的艾塞那肽释放)	1~3 d
半衰期	2.4 h	3 h	11 min	13 h	108~112 h	104~121 h	2.4 h(每次释放)	1周
作用时间	10 h	—	2 h	24 h	—	—	10周	—

附录4　不同GLP-1RA类药物的保存要求

附表3　不同 GLP-1RA 类药物的保存要求

制剂类型	制剂名称	商品名	有效期		储存条件
			未开封	已开封	
日制剂	艾塞那肽注射液	百泌达	36 个月	30 d	使用后，在不高于 25 ℃的室温条件下可保存 30 d
	利拉鲁肽注射液	诺和力	30 个月	1 个月	首次使用后应在 30℃以下贮存或冷藏在 2～8℃冰箱中，有效期为 1 个月
	贝那鲁肽注射液	谊生泰	24 个月	2～6 周	开启后 2～8℃冷藏 6 周，在 25℃下保存 2 周
	利司那肽注射液	利时敏	36 个月	14 d	首次使用后：低于 30℃可保存 14 d
周制剂	度拉糖肽注射液	度易达	24 个月	14 d	在不超过 30℃的温度下非冷藏存储长达 14 d
	聚乙二醇洛塞那肽注射液	孚来美	24 个月	—	遮光，密闭，冷藏（2～8℃）保存
	注射用艾塞那肽微球	百扬达	36 个月	4 周	首次使用后，在不超过 25℃的条件下保存 4 周
	司美格鲁肽注射液	诺和泰	36 个月	6 周	首次使用后：储存于 30℃以下环境或冰箱中（2～8℃），避光保存 6 周